KB270853

스웨덴 사람들은
왜 피곤하지 않을까

스웨덴 사람들은 왜 피곤하지 않을까 : 피로 없이 맑게 사는 스웨덴 건강법

초판 발행 2014년 4월 1일
2쇄 발행 2014년 6월 20일

지은이 박민선 / **펴낸이** 김태헌
책임편집 임규근 / **기획** 박채령 / **편집** 신미경 / **교정교열** 박성숙 / **디자인** [★]규
영업 김형진, 김진불, 조유미 / **마케팅** 박상용, 서은옥, 김옥현 / **제작** 박성우

펴낸곳 한빛라이프 / **주소** 서울시 마포구 양화로 7길 83 한빛빌딩 3층
전화 02-336-7129 / **팩스** 02-336-7124
등록 2013년 11월 14일 제 2013-000350호 / **ISBN** 979-11-951538-4-8 13510

한빛라이프는 한빛미디어(주)의 실용 브랜드로
나와 내 아이, 우리의 일상을 환히 비출 수 있는 책을 펴냅니다.

이 책에 대한 의견이나 오탈자 및 잘못된 내용에 대한 수정 정보는 한빛미디어(주) 홈페이지나 아래 이메일로 알려주십시오.
잘못된 책은 구입하신 서점에서 교환해 드립니다. 책값은 뒤표지에 표시되어 있습니다.

한빛미디어 홈페이지 www.hanbit.co.kr | 이메일 ask_life@hanbit.co.kr

지금 하지 않으면 할 수 없는 일이 있습니다.
책으로 펴내고 싶은 아이디어나 원고를 메일(**writer@hanbit.co.kr**)로 보내주세요.
한빛미디어(주)는 여러분의 소중한 경험과 지식을 기다리고 있습니다.

피로 없이 맑게 사는 스웨덴 건강법

스웨덴 사람들은 왜 피곤하지 않을까

박민선 지음

H3 한빛라이프

잘 먹고
잘 자고
더 움직여야 건강하다

사람은 누구나 행복하기를 원합니다. 그러기 위해서는 행복의 조건이 충족되어야 하는데, 그중 가장 중요한 조건은 건강입니다. 건강을 잃으면 모든 것을 잃는다는 말이 있습니다. 이처럼 건강은 아무리 강조해도 지나치지 않고 또 건강할 때 지켜야만 합니다. 그럼 건강하게 사는 데 가장 기본이 되어야 하는 것은 무엇일까요. 우리가 잘 알고 있듯이 잘 먹고 잘 자고 더 움직여야 하는 것이지요. 말로는 쉽지만 그건 그리 쉬운 일이 아닙니다. 한번 건강에 위험 신호를 느꼈거나 아파본 사람이라면 누구나 알 것입니다.

이 책의 저자인 박민선 원장님과는 2003년 한국여자의사회에서 처음 만나 오늘날까지 인연을 이어가고 있습니다. 박 원장님은 오랜 외국 생활과 경험을 바탕으로 한국여자의사회의 국제위원회에서 활동했는데, 유창한 영어 실력으로 2013년 국내에서 개최된 세계여자의사회 서울대회를 빛내주셨습니다. 대회를 준비하며 예비 모임과 이런저런 자리에서 이야기를 나눠보니, 박 원장님은 정말 사람들의 건강과 환경에 대한 걱정이 많았습니다. 의사로서의 관심 이전에 신념 같은 것이었습니다. 저도 의사로서, 정치인으로서 평소 보건복지에 관심이 많았던 터라 이야기가 잘 통했습니다. 세 아이를 키우며 일하는 여성으로 살아온 저 역시 불평등한 일들과 어려움을 수없이 겪었기에 더욱 공감할 수 있는 부분이 많았습니다.

불의를 보면 참지 못하는 제 성격 탓인지 사회적 취약 계층에 관심이 많았던 저는 이 책을 보며 많은 것을 배웠습니다. 국민이 건강하려면 사회제도와 정책이 얼마나 중요한지, 사회환경과 개개인의 의식이 얼마나 중요한지 다시 한 번 깨달았습니다. 특히 스웨덴에서 의학박사 학위를 받고 지금까지도 스웨덴 사람들과 친하게 교류하고 있는 박 원장님은 스웨덴의 사회제도와 정책에 관심이 많았고, 스웨덴의 자연환경과 음식을 특별히 사랑하더니 이렇게 책으로 엮어놓았습니다.

대학병원에서 오랫동안 일하고 개인의원을 개원해 환자들을 진료한 지난 30년의 경험과 스웨덴에서 직접 체험한 일들을 중심으로 써내려간 박 원장님의 글이 저를 비롯한 많은 사람에게 공감을 주리라 생각합니다.

바쁜 직장인이나 육아에 지친 엄마, 이런저런 이유로 자신의 건강을 돌보지 못하고 있는 모든 사람에게 이 책을 추천합니다.

박 원장님이 소개하는 스웨덴 사람들의 건강 비결로 대한민국 국민 모두 건강하게 오래 살 수 있는 그날까지 의사로서, 국회의원으로서 저도 최선을 다하겠습니다.

한국여자의사회 회장, 국회의원

박인숙

건강하게
오래 사는 것이
더 중요하다

박민선 원장과는 저자와 독자로 처음 만났습니다. 박 원장이 내 첫 책인 《금발 여자 경상도 남자》를 읽고 연락을 해왔습니다. 가부장적인 경상도 남자인 나는 27년 동안 스웨덴에 살면서, 스웨덴 여자의 남편이 되었고, 스웨덴식으로 자란 세 아이의 아버지가 되었습니다. 박 원장을 통해 내가 보고 느끼고 실천한 스웨덴을 거의 똑같이 느끼고 경험한 분이 있다는 것을 알고 흥미로웠습니다. 내과의사인 박 원장이 의사의 시선으로 스웨덴을 소개하는 건강서를 준비한다는 소식을 듣고 기대하고 있었습니다.

지금의 스웨덴은 잘사는 나라, 복지 국가, 장수 국가 등으로 세계인에게 알려져 있지만 원래부터 그래왔던 것은 아닙니다. 자연환경이 척박해 농업이 어려웠기에 나라 밖으로 눈을 돌려야 했던 바이킹을 봐도 알 수 있을 것입니다. 스웨덴의 국민 소설 《이민》은 먹고 살기 힘들어 고국을 버리고 미국 땅으로 옮아간 스웨덴 사람들의 힘겨운 생존사를 보여주고 있습니다.

한때 유럽에서 가장 가난한 나라였던 스웨덴이 지금의 부국이 된 것은, 더 이상 먹고살기 힘들어 조국을 떠나는 사람을 만들지 않겠다는 의식 있는 리더의 강력한 의지와 함께 국민 모두의 힘이 있어 가능했습니다.

《스웨덴 사람들은 왜 피곤하지 않을까》라는 제목처럼 스웨덴 사람들은 세계 어느 나라 사람보다 건강합니다. 어려서부터 야외활동을 몸에 익혔기 때문에 아무리 나이가 들어도 몸을 움직이며 운동을 합니다. 그들에게는 잠깐이라도 걷기나 조깅과 같은 운동을 하지 않으면 밥을 먹지 않는 것과 같다는 의식이 저변에 깔려 있습니다. 어린아이들의 간식도 과자가 아닌 채소와 껍질째 먹는 과일입니다. 야근이 없는 기업문화도 피로 없는 삶에 한몫합니다. 결과적으로 스웨덴 사람들은 건강한 식습관, 국민의식, 조직문화 등이 잘 어우러져 근본적으로 피로가 누적되는 배경 원인을 잘 통제합니다.

오래 사는 것도 중요하지만 더 중요한 것은 '얼마나 건강하게 오래 사는가'입니다. 30년 가까이 스웨덴에서 살면서 그 나라 사람들의 건강한 식생활과 규칙적이고 많은 운동량에 엄청난 충격을 받은

사람으로서 이 책이 우리의 식생활과 건강관리의 단단한 주춧돌이
되기를 바랍니다.

전 스웨덴 국립교육청 특수재정국장

《스칸디 부모는 자녀에게 시간을 선물한다》 저자

황선준

왜 스웨덴
건강법인가

현대인들은 주말에 푹 쉬고 나서도 여전히 '피로하다, 잠 좀 실컷 자고 싶다……', 또 조금만 스트레스를 받으면 '열 받는다, 뚜껑 열린다……'라는 말을 입에 달고 산다. 그렇다면 피로는 쌓이는 걸까 쌓는 걸까? 신입사원의 경우를 생각해보자. 입사 초기에는 바빠서 새벽까지 정신없이 일을 하지만 이런 생활이 반복되면 야근이 없어도 새벽까지 잠을 자지 않는 수면습관이 생긴다. 게다가 야근할 때 즐겨 먹던 야식을 평소에도 찾는 잘못된 생활습관 때문에 피로는 더욱 쌓여만 간다. 병원에 가봐야 별 이상이 없다는 결과뿐, 과중한 업무에 시달리며 그저 피로를 호소하는 하루하루를 보낸다. 그러나 이런 잘못된 생활습관은 그대로 방치하면 당뇨병, 고지혈증, 고혈압 등 성인병을 비롯해 암에 이르기까지 각종 질병의 원인이 된다.

피로는 모든 질병의 전조증상이다. 피로가 질병으로 발전하기 전에 예방할 수 있는 방법을 환자와 함께 찾아서 스스로 개선해나가도록 돕는 것이 의사로서 최대의 보람이다. 늘 쉬는 것 같은데 무기력하고 나른해서야 팔팔한 100세 시대를 맞이할 수 있겠는가? 이 책을 쓰는 목적은 날마다 쌓이는 피로를 어떻게 하면 잘 풀어서 내 몸을 스스로 지킬 수 있는지, 그 방법을 함께 고민하고 해결책을 제시하기 위해서다.

나는 1991년부터 1993년까지 스웨덴에서 공부할 기회가 있었다. 실제로 거주한 기간은 2년이지만 1995년에 박사 학위를 마칠 때까지 일 년에 두세 번 스웨덴을 방문했다. 스웨덴에서 공부할 때 인연이 된 선생님들이나 친구들과는 지금까지도 가깝게 왕래하면서 지낸다. 덕분에 나에게는 스웨덴 사람들을 자세히 관찰할 기회가 많았는데, 결론부터 말하자면 그들은 건강하다. 체력이 얼마나 좋은지 밤늦게까지 같이 일을 하거나 해외로 출장을 가서 엄청난 일정을 소화해도 피로한 기색이 없었다. 스웨덴은 감기도 드물었다. 우리나라에 있을 때는 일 년 내내 감기를 달고 살던 우리 아이들도 스웨덴에서는 감기에 걸리지 않았다. 그런데 스웨덴에서 돌아온 첫해에 우리 아이들은 여러 차례 모세기관지염에 시달렸고, 특히 큰아이는 천식이 발병해서 많이 고생했다.

2011년 세계보건기구의 통계에 따르면 우리나라 사람들의 평균수명은 80.7년이고 스웨덴 사람들의 평균수명은 81.7년으로 스웨덴이 1년 더 길다. 그러나 평균수명에서 질병을 앓는 시기를 제외한 건강수명을 보면 우리나라는 71년이고 스웨덴은 74년으로 스웨덴 사람들이 우리나라 사람들보다 3년이나 더 건강하게 산다. 2013년 고려대 연구팀의 전국민진료기록 빅데이터 분석에 따르면 우리나라 남성들은 생애 마지막 약 5.4년, 여성들은 약 5.9년을 질병에 시달리는데, 스웨덴 정부의 통계에 따르면 스웨덴 사람들이 질병에 시달리는 시간은 약 4.5년이다.

한국과 스웨덴의 차이가 무엇이기에 스웨덴 사람들이 더 건강하게 오래 사는 것일까? 처음에는 스웨덴의 수도인 스톡홀름의 공기가 서울 공기보다 맑고 깨끗해서 그럴 거라고만 생각했다. 그러나 한국으로 돌아와 이유 없이 피곤한 환자들을 직접 만나면서 깨끗한 공기가 유일한 차이는 아니라는 것을 알게 되었다. 스웨덴 사람들의 식습관, 일과 개인 생활의 균형, 그리고 독립적이고 자신감 있는 마음가짐까지 많은 것이 우리나라 사람들과 다르다는 사실을 발견했다.

피로의 원인과 증상은 나이는 물론 성별에 따라서도 다르다. 20대 고시생은 책상에 갇혀 있어서 피로하고, 30~40대 직장인은 밤늦게까지 이어지는 접대와 술 때문에 피곤하다. 50대 주부는 갱년기 증상으로, 60대 남성은 심장병 때문에 피로하다. 또한 20대 고시생은 하루 한 번 가볍게 운동해도 피로가 해소될 수 있고, 30대 영업사원은 고기와 술을 줄이는 것만으로도 건강이 나아진다. 50대 여성의 갱년기 증상은 자연스러운 노화의 과정이라고 하지만, 식이요법과 적극적인 활동만으로도 증상이 많이 나아질 수 있다. 그래도 남은 증

스웨덴 사람들은 왜 피곤하지 않을까

상은 좋은 치료법이 많으니 참고 견딜 필요가 없다. 60대 심장병 환자도 심장병 치료와 함께 식이요법과 운동을 병행하면 건강을 되찾을 수 있고, 배우자와 사별하고 혼자 사는 70대는 친구와 어울리는 것만으로도 피로가 회복된다. 이렇게 나이와 성별에 따라 피로의 원인이 다르지만 해결 방법에는 공통점이 있다.

흔히 스트레스가 피로의 원인이고 스트레스를 해결하면 피로가 개선된다고 한다. 스트레스는 암, 뇌졸중같이 내 몸에서 발생하는 스트레스가 있는가 하면 전쟁, 시험, 과로, 가족이나 주위 사람들과의 갈등처럼 외부로부터 발생하기도 한다. 우리나라나 스웨덴이나 일상생활에서 스트레스를 받지 않는 사람은 없다. 다만 그 스트레스에 대한 반응이 사람마다 다르다. 스웨덴 사람들이 스트레스에 대처하는 방법과 마음가짐은 우리나라 사람들과 많이 다르다. 예를 들어 어떤 의견이 받아들여지지 않을 때, 우리나라 사람들은 그 의견뿐만 아니라 인간적으로 인정받지 못했다는 생각에 마음까지 다쳐 스트레스가 더 커지는데, 스웨덴 사람들은 대부분 의견이 다른 것을 인정하고 확대하지 않기 때문에 상대적으로 스트레스가 적다. 이렇듯 스트레스에 대해 객관적으로 분석할 수 있다면 이미 그 스트레스는 건강을 해치는 문제가 아니라 해결 가능한 문제에 불과하다.

스트레스가 있으면 우리 몸에서는 활성산소가 많이 발생한다. 활성산소는 자동차의 배기가스와 같은 물질로 활성산소의 농도가 높으면 세포를 피로하게 하고, 세포의 유전자를 손상시키고, 혈액을 탁하게 해서 혈액순환을 방해한다. 모든 피로에는 스트레스와 활성산소가 있다. 활성산소가 발생한 초기에는 혈액 안을 떠다니면서 세포를 자극해 피로하게 만든다. 또한 나이에 따라 스트레스와 활성산소로 인한 몸의 반응이 다르다는 점도 간과해서는 안 된다. 20~30대는 활성산소가 혈액 안을 떠다니는 시기라고 할 수 있다. 혈액 안에 떠다니는 활성산소가 세포를 자극하고, 말초혈관을 수축시켜서 혈액순환이 나빠지기 시작하는데 이때는 피로, 아토피, 두통 같은 증상이 주로 발생한다. 30~40대에는 활성산소가 내 몸에 있는 단백질이나 지방과 결합해서 덩어리를 만든다. 그 결과로 혈액이 탁해지고, 덩어리가 혈관의 벽에 붙어서 혈전을 형성해 고혈압, 고지혈증, 당뇨병과 같은 성인병이 발생하고 그에 따른 합병증이 태동한다. 50대 이후는 혈관에 혈전이 생기고 혈전이 생긴 부위에서 활성산소가 더 많이 나오는 시기다. 이때는 단순한 피로뿐만 아니라 이미 발생한 질병까지도 치료해야 피로가 해소된다.

피로 해결의 단서는 대부분 환자로부터 나온다. 다양하게 피로를 호소하는 환자와 꼼꼼하게 상담하다 보면, 환자의 식습관, 생활 패턴, 스트레스 정도를 파악해 거기에서부터 피로의 원인을 찾아나갈 수 있다. 의학적인 치료가 꼭 필요한 피로가 있는가 하면, 스스로 치료할 수 있는 피로도 있다.

우리는 기본적으로 건강관리를 개인의 문제라고 생각한다. 물론 맞는 말이다. 개인의 건강은 개인이 책임져야 한다. 그러나 지구상에 존재하는 모든 생명체가 그런 것처럼 사람도 환경의 영향을 받지 않을 수 없다. 맑은 공기와 깨끗한 물이 중요한 것은 말할 것도 없고,

스웨덴 사람들은 왜 피곤하지 않을까

가정이나 직장 그리고 사회적인 스트레스 등도 건강에 매우 중요한 요소다. 우리나라의 건강보험제도는 전 국민이 모두 혜택을 누리는 훌륭한 제도지만 주로 질병에 대한 보장에 치우쳐 있고 예방 의학적인 면은 약한 편이다. 우리나라에서는 흡연과 음주, 취미생활, 일과 개인 생활의 균형, 학업과 여가생활의 조화 등이 모두 개인의 문제로 남겨져 있다. 그러나 스웨덴에서는 국민들이 신체적·정신적 건강을 유지할 수 있도록 세계에서 담배를 가장 비싸게 팔며, 국가에서 엄격히 규제하는 국영 주류 판매장, 술 취한 손님에게는 술을 팔지 않을 의무와 같은 다양한 제도를 운영하고 있다. 이런 제도를 이해하면 우리나라에서도 피로하지 않고 더 건강하게 오래 사는 방법을 찾을 수 있을 것이다.

이 책은 피로를 스스로 분석하고, 체육관에 가지 않고 사무실이나 가정에서도 피로를 풀 수 있는 간단한 운동법, 현명한 식사법 그리고 스트레스 대처법처럼 당장 실천할 수 있는 방법을 쉽게 알려주기 위해 기획했다. '아, 피곤해'를 입에 달고 사는 많은 직장인들과 100세 시대를 살고 있는 독자들이 이 책을 통해 스웨덴 사람들이 건강한 이유가 무엇인지 살펴보고, 우리가 배우고 실천할 수 있는 건강법으로 오랫동안 행복하기를 바란다.

2014년 봄

박민선

Contents

PART 1

스웨덴 사람들이 만드는 피로 없는 삶 ················ 18

PART 2

내 몸의 피로를 잡아야 건강수명이 늘어난다 ················ 50

스웨덴 사람들이 만드는
피로 없는 삶

국가는
국민의
집이다

+

신뢰와 연대에 기반을 둔
국가제도

우리나라도 이제 진정한 복지에 대해 고민하는 대열에 서게 되었다. '복지국가' 하면 많은 사람이 스웨덴을 떠올린다. 그러나 막상 어떤 점 때문에 복지국가라 하는지는 잘 모른다. 주입식 교육을 받은 우리나라 사람들의 전형적인 모습이다. 답은 알고 있지만 공식이나 과정에는 취약한 것이다. 물론 나 역시 그런 사람이다. 그러나 내게는 스웨덴을 경험할 수 있는 행운이 따랐다. 나는 정책이나 제도는 잘 모른다. 그래서 내가 직접 경험하고 느낀 그들의 복지에 대해 이야기하려고 한다.

1991년 9월 여섯 살과 네 살인 두 아이를 데리고 스웨덴으로 유학을 떠난 나는 1993년 8월 말까지 그곳에서 생활하며 스웨덴이 왜 요람에서 무덤까지 복지국가라고 하는지 체험했다. 유학 갔던 첫해는 아무런 수입이 없었고, 이듬해에는 카롤린스카대학교 대학원에 입학해 대학원 조교 자격으로 적은 액수의 월급을 받았다. 그러나 조교 월급은 스웨덴 기준으로 최저 수입이라 생계비보다 낮아 복지과에서 지원하는 주택임대보조금을 받을 수 있었다.

스웨덴 정부는 나와 두 아이 그리고 우리를 도와주기 위해 동행하신 어머니까지 3대가 같이 거주해야 하는 우리들에게 기본적으로 침실이 3개 있는 주택에서 생활할 수 있는 수준의 주택임대보조금을 지급했다. 당시 한 달에 약 80만 원 정도였다. 또 두 아이의 양육보조금도 받을 수 있었다. 스웨덴으로 떠날 때 한국에서 준비해간 생활비가 넉넉하지 않았는데, 기대하지 않았던 보조금은 적지 않은 힘이 되었다. 매달 지급되는 양육보조금과 주택임대보조금 통지서는 마치 객지에 사는 딸에게 고향의 엄마가 생활비를 보내주는 것 같이 든든했다.

18세기 초 왕권이 약해지고 민주주의가 시작되면서 왕족과 귀족이 내놓은 자산으로 시작된 스웨덴의 복지는 20세기 초 사회민주주의가 자리 잡으며 확립되었다. 스웨덴의 사회복지제도는 국가가 국민에게 살기 좋은 환경을 제공하고, 국민은 국가에 대한 의무를 최대로 이행하는 것을 기본으로 한다.

　스웨덴에서 실시하는 사회복지의 기본 목표는 국내에 거주하는 모든 사람에게 식량, 주택, 기본 생필품 등에서 최저 생활수준을 보장하고 질병이나 실업과 같은 고통에 처할 경우 경제적인 지원을 제공하는 것이다. 스웨덴에서는 부부가 모두 정년퇴직할 때까지 일하면 방 3개짜리 아파트에 살면서 여름 집, 즉 짧은 여름을 즐기기 위해 숲 속이나 호숫가에 지은 작은 별장을 가질 수 있고, 1년에 한 번은 외국으로 여행을 갈 수 있다. 이런 생활수준을 유지할 수 있도록 지원하는 구체적인 목표가 스웨덴식 복지다.

　스웨덴식 복지가 유지될 수 있는 핵심은 사회적인 연대와 신뢰다. 스웨덴은 대표적인 청렴국가다. 2013년 국제투명성기구에서 시행하는 국가 청렴도 조사에서 스웨덴은 4위였고, 한국은 46위였다. 스웨덴 국민들은 국가가 세금을 공정하게 걷어서 필요한 곳에 올바르게 사용한다는 믿음을 가지고 있다. 국민은 국가를 아이가 엄마를 믿는 것같이 믿고, 국가는 엄마가 아이를 돌보는 것처럼 돌봐주는 나라가 바로 스웨덴이다.

　스웨덴에서 중산층을 기준으로 부과되는 소득세는 평균 32퍼센트다. 소득이 많으면 더 높아 최고 59퍼센트에 달한다. 이 최고 세율은 스웨덴이 재정 위기를 만나기 전에는 70퍼센트에 달했는데, 재정 위기를 넘기고 복지제도를 일부 수정하면서 59퍼센트로 줄었다.

모든 아이는 인격체이며 평등하다

스웨덴에서 연구하던 시기인 1991년 가을, 나와 비슷한 또래의 남자 의사들이 육아휴직을 받았다. 그들 중 나와 같은 팀에서 연구하던 의사는 일주일에 한두 번 있는 연구팀 회의시간에 아기를 데리고 와서 유모차를 옆에 두고 함께 참여했다. 지도교수는 이제 막 백일이 지난 아기가 우리의 가장 어린 연구원이라며 즐거워했고, 다른 팀원들도 아기를 데리고 오는 것을 매우 자연스럽게 생각했다. 나는 레지던트 시기인 1985년과 전임의 시절인 1987년에 아이를 출산했다. 당시에는 4주간의 출산휴가가 보편적이었고 나 역시 4주 만에 직장으로 복귀했다. 그때는 우리나라에서 아버지가 출산휴가를 받는다는 것은 상상도 할 수 없었다.

스웨덴의 출산휴가는 12개월부터 최대 480일까지 유급으로 받을 수 있고, 이 기간을 부모가 나누어서 사용하는데 한 달은 반드시 아버지가 휴가를 받아서 육아에 참여해야 한다. 첫 9개월은 급여의 100퍼센트가 보장되는 유급 휴가고, 다음 3개월은 휴가를 연장할 수 있는데 이때는 월급의 일부만 받을 수 있다. 무급 휴가는 최장 3년까지 받을 수 있다. 쌍둥이를 출산하면 180일의 휴가를 더 받을 수 있다.

대부분의 어린이집(daghem: 낮에 머무는 집이라는 뜻)은 생후 9개월 된 아기부터 맡아준다. 그 이전에는 아기를 맡길 수 없고 부모가 직접 길러야 한다. 겨우 젖을 뗀 갓난아기를 어린이집에 맡기고 일하러 가는 것을 제도적으로 막고 있기 때문이다. 또 정규 근무시간의 60~70퍼센트씩 파트타임으로 일할 수 있는 제도도 있어 대부분의 부모가 육아를 걱정하지 않고 경력 단절 없이 일할 수 있다.

국가에서 운영하는 어린이집 비용은 부모의 소득 수준에 따라 부과된다. 스웨덴에서 수입이 거의 없었던 나는 딸아이 어린이집 비용으로 한 달에 5만 원 정도를 냈지만, 동갑내기 아이를 키우던 나의 선생님은 약 30만 원을 지출했다. 그러나 어린이집 비용은 거주지의 지자체에서 집으로 청구서를 보내고 유아원에서는 지자체에서 예산을 받아 운영하기 때문에 어느 아이가 얼마를 내는지 알지 못한다. 때문에 어린이집 비용 차이로 인한 차별이 있을 수 없다.

스웨덴은 남녀평등제도가 잘 정착되어 있고 학교에서 남자와 여자 모두 육아의 중요성과 방법을 배운다. 그래서인지 스웨덴 남자들은 집안 살림과 육아를 잘한다. 스웨덴에서는 공식적인 근무시간 이외의 야근이나 회식이 거의 없어 다른 이의 도움을 받지 않아도 아이를 양육하는 데 무리가 없다. 스웨덴의 교육 이념은 모든 어린이는 완전한 인격체이며, 독립적이고 창조적인 사고를 가진 인재로 성장하도록 돕는 데 있다. 아이의 성별, 장애 유무, 경제적·사회적 지위와 상관없이 평등하게 교육한다. 이런 교육방식은 스웨덴 사람들의 사고에 뿌리 깊게 자리하고 있다.

초등학교와 중학교까지 9년간은 의무교육이고 그 이후는 각자의 선택에 따라 고등교육을 받거나 직업을 선택한다. 초등학교부터 중

스웨덴 사람들이 만드는 피로 없는 삶

등교육까지 모든 교육은 무료이고, 고등학교와 대학교 같은 상급 교육은 학비를 내지만 국가보조금이 많아 거의 무료나 다름없다. 학비만 무료가 아니라 필요한 모든 준비물도 학교에서 준비한다. 교과서, 공책, 연필 등 학용품뿐만 아니라 학예회에서 쓸 의상까지도 모두 학교에서 나눠주기 때문에 학교 교육에 부모가 준비할 것은 전혀 없다.

우리 큰아이는 초등학교 1학년 말 학예회에서 우리나라에도 잘 알려져 있는 〈임금님 귀는 당나귀 귀〉의 임금님 역할을 맡았다. 아이에게 그 소식을 들었을 때 의상과 왕관 같은 것을 어떻게 준비해야 할지 막막했다. 그런데 아이가 연습을 시작하고 며칠 후 아이를 데리러 학교로 가셨던 어머니께서 준비물을 한 보따리 받아 오셨다. 보따리에는 의상과 왕관을 비롯한 필요한 모든 것이 들어 있었다. 2학년 때는 다른 학교에 다니게 되었는데, 이번에는 학년 말 학예회에서 〈황금알을 낳는 거위〉의 막내아들 역할을 맡았다. 공연 일주일쯤 전 참관학습 때문에 학교에 갔더니 담임선생님께서 아이가 연극에서 입을 의상에 모자까지 준비해주었다. 그러면서 아이가 체격이 커서 학교에 준비된 의상이 작을 것 같아 자신의 바지를 가져왔는데 세탁을 못해 미안하다고 말해 큰 감동을 받았다. 그런데 우리나라로 돌아와 아이가 초등학교에 다닐 때는 상황이 바뀌었다. 매일 필요한 준비물 때문에 내가 퇴근한 후에 동분서주해야 했기 때문에 스웨덴 생활을 하염없이 그리워했다.

스웨덴에서는 학교에서 발생하는 모든 사고에 대해 학교 책임을 묻기 때문에 초등학생이 너무 일찍 등교하거나 수업시간이 끝난 후에 남아 있지 않도록 교육한다. 만일 부모가 일찍 출근하거나 늦게 퇴근해서 아이들이 혼자 있어야 할 때는 학교에서 제공하는 탁아 서비스를 받을 수 있다. 방과후학교 형식으로 운영하면서 이용료를 받는데 이것 역시 부모의 소득에 따라 차등을 두어 부과한다.

스웨덴에서는 부모의 지위고하를 막론하고 대부분의 아이가 공립학교에 다닌다. 사립학교가 있지만 극히 드물고 종교나 인종적인 특별한 목적이 있을 때만 가는 편이다. 과외 같은 사교육은 거의 없다. 학교 공부는 독립적인 사고를 최고의 가치로 여기고 동기부여 방식으로 진행한다. 특히 실용적인 교육이 많고 학생 개인의 특징을 중요하게 생각하며 성적순으로 줄을 세우지 않는다.

스웨덴 청소년의 최대 관심사는 스포츠다. 특히 필드하키와 아이스하키를 많이 하고 운동을 잘하는 학생이 인기가 많다. 이런 학창시절의 스포츠 활동 덕분에 성인이 되어서도 사회인 스포츠클럽에서 활발하게 활동한다. 이는 비교적 작은 나라인 스웨덴이 각종 국제 스포츠 대회에서 상위로 입상하는 원동력이다.

스웨덴에서는 교육비 부담이 거의 없기 때문에 돈이 없어서 공부를 못하는 경우는 없다. 그럼에도 불구하고 2011년 OECD 통계에 따르면 스웨덴 청년들 중에서 대학을 졸업한 인구는 40퍼센트 정도로 65퍼센트를 넘는 우리에 비해 낮은 편이다. 이는 대학공부가 꼭 필요한 사람만 대학에 진학하기 때문에 나타나는 결과다. 스웨덴에서는 대학을 졸업한 사람과 그렇지 않은 사람들의 기본적인 생활수준이 크게 차이가 나지 않고, 학력을 신분상승의 수단으로 생각하

스웨덴 사람들이 만드는 피로 없는 삶

지 않기 때문이다.

교육환경이 좋은 스웨덴에서도 학교 교육에서 낙오하는 학생들이 더러 있다. 이럴 경우에는 학교 교육 이외에 제공하는 다양한 사회 교육을 통해서 원하는 공부를 다시 할 수 있다. 우리나라에서 스웨덴으로 입양된 사연이 알려지면서 〈수잔 브링크의 아리랑〉이란 영화의 실제 모델이 된 수잔 브링크는 고등학교를 중퇴하고 미혼모가 되었지만, 20대 중반에 다시 공부를 시작해서 변호사가 되었다. 이렇게 학생의 선택에 따라서 공부하고, 실패했어도 다시 다양한 기회를 얻을 수 있는 사회는 스트레스가 적어 스트레스와 관련된 각종 질환도 적을 수밖에 없다.

✚

전 세계가 벤치마킹하는
의료보험제도

전 국민이 혜택을 누리고 있는 스웨덴의 의료보험은 전 세계에서 가장 좋은 제도로 알려져 있다. 스웨덴에서는 기본적으로 의료보험도 전반적인 사회복지의 일환이며 국세와 지방세에서 공동으로 충당한 세금 수입으로 운영한다.

기본적으로 진료는 거주지에서 가까운 의료기관의 1차 진료 의사를 만난 후 필요에 따라 전문의에게 의뢰하는 의료 전달 체계가 잘 발달되어 있다. 의사를 만나기 위해서는 반드시 예약을 해야 하고,

예약 후 대기 시간이 1차 진료 의사는 3일 이내, 1차 진료 의사가 지정한 영양사 상담은 14일 이내, 1차 진료 의사가 지정한 전문의 진료는 10일 이내에 가능하도록 국가에서 지정해놓았다.

관절염과 같은 만성 질환 환자의 수술 대기 시간이 수개월로 상당히 길어 노인들은 수술 기다리다 먼저 죽겠다는 농담도 한다. 이런 의료 전달 체계는 빈부격차와 상관없이 누구에게나 평등하다. 2005년부터는 수술 대기 시간이 지연되는 불만을 해소하기 위해 전문의가 수술을 결정하면 90일 이내에 수술을 시행하는 제도가 정착되었다. 만일 거주지 관할 병원에서 수술 대기 시간이 90일 이상 지연되면 타 지역에서 수술을 받을 수 있다. 이 경우에는 수술을 위해서 필요한 교통비를 비롯한 제반 비용도 의료보험에서 제공한다. 스웨덴에서는 의료보험은 있지만 본인 부담금을 지불할 수 없어서 필요한 치료를 받지 못하는 경우가 없고, 집안에 만성 질환 환자가 있어도 가족이 희생할 필요가 없다.

스웨덴에서는 의료보험을 불법적으로 남용하는 경우도 거의 없다. 극히 일부의 개인 의료시설을 제외하고 스웨덴의 의료기관은 국가 예산으로 운영된다. 또 환자의 질병 정보는 모든 의료기관이 공유할 수 있다. 그렇기 때문에 여러 병원에서 검사나 치료를 중복해서 받을 가능성이 거의 없다. 긴 수술 대기 시간에 대한 불평은 있으나 편법으로 남들보다 빠르게 치료를 받으려는 사람은 드물다. 일단 편법이 불가능하고, 자국의 의료 수준과 서비스에 대한 국민의 신뢰와 자부심이 있기 때문이다.

흡연과 음주 규제로
건강 DNA를 관리한다

2010년 미국 워싱턴대학의 건강추정평가연구소(IHME)는 국가별 장애보정수명, 즉 질병이나 장애 없이 건강하게 사는 기간을 발표했다. 보고서에 따르면 우리나라의 경우 삶의 질을 악화시키는 주원인이 바로 술과 담배였다. 술 때문에 약 11.1개월, 담배 때문에 약 9.4개월의 건강수명이 단축된 것으로 밝혀졌다.

스웨덴에서는 건물 담에 기대서서 담배를 피우는 사람을 많이 볼 수 있었다. 그래서 흡연율이 높을 것이라 생각했으나 2011년 OECD 통계에 따르면 실제로는 13.1퍼센트로 매우 낮은 편이었다. 실외에서 담배를 피우는 사람이 많았던 이유는 내가 스웨덴에 살던 1991년 당시, 이미 건물 내에서는 담배를 피우지 못하도록 규제했기 때문이었다. 스웨덴의 담뱃값은 우리나라보다 3배 이상 비싸다. 스웨덴에서 최근 노인층의 심혈관 질환 발생이 줄어들고 있는 것도 흡연 규제를 통한 흡연율 감소와 연관이 깊다. 담배는 흔히 폐암의 원인으로 알려져 있지만 더 무서운 것은 심혈관 질환이다. 간접흡연도 폐암, 심혈관 질환, 만성 폐 질환 등 다양한 질병의 발생 위험을 높인다. 담배는 우리 몸을 녹슬게 하고 세포의 유전자를 손상시키는 활성산소 농도를 증가시킨다.

겨울이 춥고 긴 스웨덴은 과거 러시아와 함께 보드카를 많이 마시는 나라였다. 그러나 1950년대부터 술이 건강에 악영향을 미칠 뿐만 아니라 적지 않은 사회적 비용도 증가시킨다는 것을 인식하고 규제와 계도를 시작했다. 1950년대에는 한 사람이 살 수 있는 술의 양이 정해져 있어 일정량을 넘으면 더 이상 술을 살 수 없었다. 지금은 이런 제도가 사라졌지만 아직도 주류 판매는 국가가 독점적으로 관리하고 있다. 알코올 농도가 3.5퍼센트 이상인 주류는 일반 식료품점에서는 팔 수 없고 국영 주류 판매점인 시스템볼라겟(systembolaget)에서만 판매한다. 시스템볼라겟은 오후 5시면 문을 닫기 때문에 술을 언제 어느 곳에서나 살 수 있는 나라 사람들은 불편을 느낀다.

스웨덴은 주세가 유럽에서 가장 높고 알코올 농도에 비례해서 세액을 부과한다. 뿐만 아니라 시스템볼라겟에서는 12퍼센트, 바(bar)에서는 25퍼센트의 소비세도 부과되기 때문에 술값이 매우 비싸다. 스웨덴 정부는 2014년에 주세를 더 올릴 예정이다.

식당도 주류 판매 허가를 받은 곳에서만 술을 팔 수 있다. 공공장소나 공원에서 술을 마시는 것은 불법이고, 술집에서도 눈에 띄게 취한 사람에게는 더 이상 술을 팔 수 없도록 법으로 규정하고 있다. 술에 취해서 비틀거리거나 이상한 행동을 하는 것도 사회적으로 용인하지 않는다. 스웨덴의 주류 소비량은 해마다 조금씩 줄어드는 추세다. 2012년 OECD 조사 결과, 스웨덴의 15세 이상 인구 1인당 연간 술 소비량은 7.3리터로 우리나라의 9.18리터보다 적었다.

술은 적당히 섭취하면 혈관을 이완시키고 긴장을 풀어주는 좋은 효과가 있지만 과음하면 건강을 해친다. 알코올은 기억력과 같은 뇌 기능의 노화를 촉진하고 뇌기능 장애를 일으켜 알코올성 치매의 원인이 된다. 또 알코올이 들어온 혈액을 빨리 정상화하려고 심장은 평소보다 많은 운동을 해야 하고, 그 결과 심장 근육을 손상시켜서 알코올성 심장근육병을 일으킬 수 있다. 이때 간은 알코올을 지방으로 바꿔 간에 축적시키므로 지방간과 간경변증의 원인이 된다. 또한 알코올은 혈당조절을 방해하고 당뇨에 의한 합병증 발생을 촉진한다. 이렇게 과음이 가져오는 장기 손상은 복합적이다.

스웨덴은 개인의 자유와 독립적인 생각을 가장 중요한 가치로 존중하지만, 전 국민의 건강과 사회적인 비용에 악영향을 끼치는 흡연과 음주에 관해서만큼은 국가가 정책적으로 규제하고 있다. 스웨덴에서 흡연과 음주 때문에 지출하는 진료비가 줄어드는 것을 볼 때 규제 정책은 효과적이라 할 수 있다.

스웨덴은 예방의학이 발달한 나라다. 아기가 태어나면 신생아의 발달 과정, 수유, 이유식부터 신생아한테 생길 수 있는 건강 문제까지 필요한 모든 상담과 교육을 국가가 제공한다. 첫 번째 교육은 상담사가 집으로 찾아와 해준다. 모든 예방주사는 무료로 접종해주고 임산부는 지역의 임산부 센터에서 치과 검진을 포함한 산전 관리를 전액 무료로 지원받는다. 치과 치료의 경우 20세 이하는 전액 무료다.

스웨덴 사람들은 왜 피곤하지 않을까

✚

신뢰와 연대감에서 비롯한
복지제도

우리나라의 복지제도는 상당히 좋은 편이다. 비록 개선할 점이 많지만 전 국민에게 의료보험을 적용하고, 영유아 보육비를 지급하고, 초등학교와 중학교까지 무상교육이며 2017년부터는 고등학교 교육도 무상으로 실시할 계획이다. 또한 저소득층을 위한 다양한 보호 정책도 시행하고 있다.

모든 복지제도는 비용이 들고 이 비용은 궁극적으로 국민이 낸 세금으로 감당한다. 앞에서 소개한 스웨덴의 복지제도도 국민이 낸 세금이 있기 때문에 가능하다. 스웨덴의 세율은 덴마크 다음으로 높다. GDP의 48.2퍼센트가 세금으로 부과되는데 연봉이 5000만 원을 넘는 대다수의 국민은 소득세로 임금의 49~59퍼센트를 낸다. 영국은 세금이 GDP의 36.6퍼센트고 소득세는 최저 20퍼센트, 최고 51퍼센트까지 부과된다. 스웨덴의 세율이 이렇게 높은데도 불구하고 대부분의 국민이 세금을 내는 것보다 얻는 것이 많다고 생각한다. 또한 국가가 세금을 제대로 사용한다고 여긴다. 국가는 '국민의 집'이라는 스웨덴 정부의 모토에 동의하고 모든 국민이 국가의 보호 아래서 평등하게 잘산다는 것에 만족한다. 외국인들의 이민과 망명이 많아진 현재의 스웨덴은 더 이상 단일민족 사회가 아니지만 여전히 국민들은 국가의 '국민의 집' 정책을 지지하고 신뢰한다.

스웨덴은 공공 부문의 지출이 매우 투명하다. 특히 정부의 정책과 예산 집행, 세금과 벌금 같은 각종 자료를 정부 웹사이트에서 쉽게 찾아볼 수 있다. 스웨덴에서 27년 동안 살면서 스웨덴 여성과 결혼하고 교육공무원으로 일하다가 2년 전에 귀국한 황선준 박사의 이야기는 참 흥미롭다. 그의 책 《금발 여자 경상도 남자》에 따르면 스웨덴 공무원의 사무실은 개방형이거나 유리로 칸막이가 되어 있어 내부가 훤히 들여다보이고, 스웨덴의 국회의원들은 업무가 고돼 이직률이 매우 높다고 한다.

우리나라는 개인과 기업에 부과된 세금의 약 70퍼센트 정도만 실제로 납부되는 데 반해서 스웨덴의 세금징수율은 98.5퍼센트에 이른다. 스웨덴에서는 공적 자금을 불법으로 유용하거나 부과된 세금을 내지 않으면 사람 취급을 받지 못한다.

내가 박사 학위를 받던 날 작은 파티가 열렸다. 그날 당시 스웨덴의 여성 장관이 업무용 신용카드로 공적인 파티에 참석할 드레스를 구입했다가 사임하는 사건이 있었다. 같은 시기에 전두환 전 대통령이 2700억 원을 횡령하고 백담사로 유배 간다는 뉴스가 CNN을 달궜다. 지난 30년 동안 우리나라의 청렴도가 많이 좋아졌다고는 하지만 아직도 세금을 안 낸 부유층이나 뇌물수수 사건처럼 눈살을 찌푸리게 하는 뉴스가 많다. 그럴수록 국가에 대한 신뢰는 떨어지고 세금을 올려 복지 혜택을 늘리는 정책을 시행하기 위한 국민적 동의를 얻기는 어렵다. 국가와 국민 그리고 국민들 사이의 신뢰관계는 복지제도에서만이 아니라 의료 서비스에서도 나타난다.

우리나라 건강보험 체계의 틀은 스웨덴의 의료보험과 같이 국민건강보험공단이 주관한다. 기본 골자는 개인이 치료받은 비용을 국민건강보험공단에서 정해진 비율만큼 보조하는 것이다. 명목상은 1차 진료 의원에서 먼저 진료를 받고 필요하면 2차 혹은 3차 병원을 찾는 의료 전달 시스템을 권장하지만, 실제로는 대부분의 경우 환자가 원하면 2차 혹은 3차 병원으로 가서 다시 진료를 받을 수 있다. 스웨덴이나 영국 또는 캐나다와 같이 국가에서 주도하는 의료보험제도를 시행하는 나라에서는 거의 불가능한 일이다.

현재 우리나라에서는 개인 의원은 물론 심지어 대학병원에서 진단을 받은 후에도 소위 빅 5라고 하는 유명한 대학병원에서 또다시 검사하고 치료하는 경우가 많다. 이때는 본인 부담금을 환자가 직접 내기 때문에 '내 돈 내고 내가 원하는 검사하는데 뭐 어때. 다른 사람에게 피해 주는 일도 아닌데'라고 생각하기 쉽지만, 우리나라의 보험제도는 환자와 국민건강보험공단이 의료비를 분담하는 형식이기 때문에 결국 국민건강보험공단의 재정을 악화시키는 행위다. 환자가 마음대로 다른 병원을 찾아가 의료보험 재정이 중복으로 지출되는 이유는 의료 서비스와 의료기관에 대한 국민적 신뢰도가 낮기 때문이다.

긍지와 신뢰는 정신 건강에 매우 중요한 요소다. 신뢰하지 못하고 인정받지 못하면 불안하고 부정적인 생각을 하게 되며, 부정적인 생각은 심리적인 부담이 되고 몸은 그것을 스트레스로 여겨 반응한다. 스트레스가 있으면 뇌의 편도체가 반응을 하는데, 전쟁이나 맹수의 공격을 받았을 때처럼 몸을 긴장시킨다. 그러면 입안의 침이 마르면서 맥박이 빨라지고 혈압과 혈당이 올라간다. 또한 신은 각성상태를 유지하려고 하기 때문에 잠을 잘 수 없다. 집중이 안 되고 판단력이 약해지며, 세포의 활동이 빨라지면서 활성산소가 많아져 세포의 기능이 감소한다. 면역기능이 약해져서 헤르페스 구진(입술에 생기는 물집), 대상포진, 감기, 오줌소태 등 다양한 병적인 증상도 발생한다.

이런 상태가 만성적으로 지속되면 우울증과 같은 정신적 질환과 함께 긴장성 두통, 과민성 대장증후군, 위염, 기능성 소화 장애, 고혈압, 심혈관 질환이 발생할 수 있다. 이런 건강상의 문제는 개인적으로 삶의 질이 나빠지고 생산활동을 할 수 없는 결과를 초래하고, 국가적으로는 건강보험 재정 악화, 생산성 감소라는 폭넓은 문제를 야기한다.

스웨덴이 100년 이상 꾸준히 발전시켜온 복지제도를 이제야 시작하는 우리나라에서 처음부터 똑같이 시행할 수는 없을지도 모른다. 스웨덴 복지의 근간은 신뢰와 연대감이다. 이런 신뢰와 연대감이라면 우리도 쌓을 수 있다. 국가와 국민, 나와 내 이웃, 나와 우리 아이들에 대한 믿음을 회복하고 사람과 사회가 함께 성장해야 한다는 공감대를 바닥부터 쌓아올려야 진정한 복지의 첫발을 뗄 수 있다.

오늘도 아이는 스스로 밥을 먹는다

✚

세 살 버릇 여든까지 길러주는 독립성

스웨덴에서 유학하던 시절, 회의시간에 내가 동료들에게 커피를 가져다주거나 과자나 사탕 같은 것을 권하면 딱 한 개만 집어가거나 권하는 것 자체를 의아하게 생각하는 경우가 많았다. 처음에는 왜 고맙게 받지 않고 의아해하는지 기분이 조금 상하기도 했는데, 나중에 알고 보니 스웨덴에서는 집으로 초대해서 대접하는 것을 제외하곤 이렇게 나누어 먹는 문화가 아니기 때문이었다. 또 정식으로 초대하지 않았는데 식사 후에 같이 식사한 사람의 밥값을 내는 것에도 불편하게 반응했다. 나보다 연장자의 짐을 들어주거나 커피나 음료수를 건네는 것도 불편해했다. 자신이 할 일은 스스로 처리하고 남의 신세를 지지 않는다는 생각이 강하기 때문이다.

스웨덴 아이들에게서도 이러한 독립성을 관찰할 수 있었다. 우리나라의 경우 어린아이가 있는 집의 식사 풍경은 대부분 비슷하다. 아이가 밥상 앞에 앉지 않고 돌아다니고, 부모는 밥그릇을 들고 쫓아다니며 먹여주는 광경이 흔하다. 또 아이가 식탁에 앉아 있어도 부모가 아이의 식사를 도와주는 것을 흔히 볼 수 있다. 그러나 스웨덴에서는 돌이 갓 지난 어린아이들도 자신의 의자에 앉아서 앞에 놓인 음식을 손가락이나 포크로 먹는다. 부모가 옆에서 도와주기는 해도 아이에게 직접 먹여주지는 않는다.

그 나라 아이들이라고 한 살부터 점잖게 흘리지 않고 먹기야 하겠는가. 우리나라 아이들처럼 스웨덴 아이들도 입으로 들어가는 음식보다 얼굴이나 손에 묻히고 옷에 흘리는 양이 더 많다. 그래도 부모들은 숟가락을 빼앗아서 먹여주지 않고 그대로 지켜보며 한마디씩 칭찬만 하고 어른들끼리의 식사에 열중한다. 처음에는 나도 흘리고 지저분하게 먹는 아이들 때문에 조금 불편했지만, 나중에는 그 부모들의 인내심에 탄복했다.

유아원에서도 마찬가지다. 아이들이 신발을 신거나 옷을 입을 때 혼자서 하도록 부모나 유아원 보모가 기다려준다. 시간이 걸리더라도 기다린다. 어릴 때부터 유아원에서 단체생활을 하는 스웨덴 아이들은 자연스럽게 스스로 할 일에 익숙해진다. 이렇게 스웨덴 교육에

서 가장 중요한 가치인 독립적 사고방식과 창의성은 가정교육과 유
아교육에서부터 시작되어 성인까지 계속 이어진다.

✚

외면보다 내면의 가치를 찾는
실용성

스웨덴에서 처음 연구실에 출근하던 날 나는 정장을 입었다. 그런
데 지도교수께서 웃으며 "스웨덴 사람들은 멋 부릴 줄 모르고 실용
적으로 입는다"라고 하셨다. 이후 내가 근무한 병원에서도 지위 고
하를 막론하고 여름에는 면바지에 티셔츠, 겨울에는 두꺼운 모직 바
지에 스웨터를 가장 흔하게 입고 다녔다. 유아원에 다니는 아이들도
빈부의 차이 없이 여름에는 티셔츠에 반바지, 겨울에는 상의와 하의
가 붙어 있고 모자까지 달린 우주복 같은 겉옷을 입어 색깔만 다를
뿐 거의 비슷하게 보였다.

　백화점에서도 화려한 디자인의 옷은 찾기 어려웠다. 물론 스웨덴
사람들도 파티나 결혼식과 같은 특별한 날은 화려한 옷이나 정장을
갖추어 입지만, 일상생활에서는 실용적인 옷이 대부분이었다. 스웨
덴에도 비싼 브랜드의 옷이 많지만 겉으로 봐서는 값이 싼 대중 브
랜드와 차이가 없어 보이고, 또 누가 비싼 옷을 입었는지 신경 쓰는
사람도 별로 없었다.

　내가 유학할 때까지 볼보(Volvo)와 사브(Saab)는 스웨덴을 대표하

는 자동차 브랜드였다. 나의 지도교수는 볼보를 12년간 타고 있었고, 다른 의사들도 대부분 소형 자동차를 선호했다. 남에게 보여주기 위한 허례허식은 찾아볼 수 없었고 남을 의식해서 과시하는 행위도 거의 볼 수 없었다.

우리나라 사람들은 '예쁘다' '날씬하다'는 평가를 매우 흔하게 한다. 여성은 예쁘지 않으면 불이익을 당하고 심지어는 남성도 잘생긴 사람이 우대를 받는다. 인터넷 매체나 방송에서도 연예인이나 출연자의 외모에 대한 평가를 흔히 접할 수 있다.

그러나 스웨덴에서는 누가 '예쁘다' '멋있다'는 이야기를 거의 들어본 적이 없다. 나와 같이 일하던 분들 중에 30대 젊은 여성 생물학자가 있었는데 배우같이 예쁘고 날씬했다. 알고 보니 그 사람은 20대 초반에 전문적인 모델로 활동한 경력이 있었다. 내가 스웨덴 동료에게 "그 사람이 예쁘다"고 했더니 "그래서 뭐?" 하는 시큰둥한 반응이어서 좀 민망했던 기억이 있다. 스웨덴 사람들에게는 겉모습보다 내면을 중요하게 여기는 실용적인 생각이 먼저이기 때문이다.

✚

서로 배려하지만 독립적인 인간관계

어려서부터 독립심을 강조하는 교육을 받아서 그런지 스웨덴 사람들은 부모 자식 사이에도 서로 바라는 바가 없다. 스웨덴에도 1901

년부터 국방의 의무가 있어 18세 이상 청년들이 의무적으로 복무했는데, 2010년 7월부터는 모병제로 전환했다. 보통은 고등학교를 졸업하고 대학에 진학하기 전에 군대에 가는데, 복무를 마치면 대부분 부모로부터 독립한다.

성인이 된 자식들이 부모의 도움을 받는 일도 드물고 연로한 부모가 자식에게 의존하는 일도 거의 없다. 부모와 자식은 사랑하는 관계지만 서로의 독립성은 인정한다.

이런 독립적인 생각은 부부, 부모 자식 그리고 직장의 상하 관계나 동료 그리고 이웃과의 관계에서도 동일하다. 심지어는 이혼한 부부의 관계도 요즘 표현으로 쿨하다. 크리스마스 파티나 여름 집에서 휴가를 보낼 때 이혼한 배우자와 그 사람의 새로운 파트너를 초대하거나 이사를 돕기도 하고, 장기간 집을 비울 때 대신 관리해주는 등마치 오래된 친구같이 지내는 모습도 자주 볼 수 있다.

부부로는 맞지 않아서 이혼했지만 사람에 대한 부정적인 감정을 오래 담아두지 않는 실용적인 사고방식 때문이다. 서로 독립성을 인정하면 감정적으로 심하게 갈등할 소지가 줄어들고 따라서 부정적인 감정도 적다.

이런 모습은 직접적인 갈등을 피하는 스웨덴 사람들의 특성과도 관련이 있다. 이웃집에서 소음이 나거나 아파트에서 공동으로 쓰는 세탁실을 더럽혀도 직접적으로 항의하지 않고 공손한 편지를 보내거나 관리실을 통해서 의견을 전한다. 이런 태도는 마을이나 지역사회에서 정하는 규범은 모든 사람의 의견을 수렴한 결과이고 따라

스웨덴 사람들이 만드는 피로 없는 삶

서 꼭 지켜야 하는 것으로 인식하고 있기 때문이다.

스웨덴 사람들은 관공서나 은행뿐만 아니라 어디서든지 줄서서 기다리기도 정말 잘한다. 우리나라 사람들 같으면 짜증을 낼 만한 상황에서도 길게 줄을 서서 주위 사람들과 즐겁게 이야기하는 것을 흔히 볼 수 있다.

혼자여서
더 즐거운
노년이 좋아

65세 이상 연령층이 전체 인구의 20퍼센트를 넘는 사회를 초고령사회라고 한다. 스웨덴 역시 초고령사회다. 게다가 노인 인구는 계속 증가할 것으로 예측된다. 이러한 노령화 사회에서 해결해야 할 문제는 어느 사회나 같다. 첫째는 경제적 안정, 둘째는 삶을 영위할 보금자리, 셋째는 신체적·정신적 질병에 대한 대책을 마련하는 것이다.

장수 국가 스웨덴 노인들은 대부분 건강하다. 높은 생활수준과 기본 생활을 보장하는 사회복지제도, 아픈 사람이 제대로 치료받을 수 있도록 보장하는 의료보험, 강력한 공중보건제도, 그리고 독립적이고 창의적인 인재교육이 스웨덴을 지금의 장수 국가로 만든 요소다.

스웨덴 인구의 5퍼센트는 80세 이상이고 대부분 자신의 집에서 건강하게 생활한다. 스웨덴에서는 공식적으로 65세에 퇴직하는데,

평균 퇴직 연령은 64세다. 이때부터 한 달에 약 200만 원의 기본적인 노령연금을 받는다. 물론 퇴직금인 직장연금도 따로 있다. 스웨덴 노인복지의 기본은 개인의 생활방식을 유지하면서 독립적으로 생활할 수 있도록 권장하는 것이다. 다양한 형태의 방문 간호가 이루어져 이러한 생활이 가능하다.

내 지도교수인 린드홀름 선생님의 어머니는 70대부터 시력이 약해지기 시작해 85세에 시력을 완전히 잃었다. 건강할 때는 주택에서 사셨지만, 시력이 나빠지기 시작하면서 린드홀름 선생님 집 근처의 작은 임대아파트로 옮겨 시력을 완전히 잃고 돌아가실 때까지 본인의 집에서 혼자 살았다. 린드홀름 선생님과 가족은 일주일에 한두 번 방문하는 정도였다. 식사 배달, 목욕과 청소 도우미 서비스, 쇼핑이나 은행 업무와 같은 생활 보조, 택시 서비스 등 독립적인 생활을 할 의지만 있으면 장애인이 혼자서도 살 수 있는 복지제도가 있었기 때문이다. 노인들의 독립적인 생활을 보장하니 삶의 질이 좋아지고, 그 결과 노인들의 심혈관 질환에 필요한 의료비용이 줄어드는 긍정적인 효과도 생겼다. 선생님의 어머니가 시력을 완전히 잃었지만 비교적 건강하고 행복하게 살아갈 수 있었던 것은 독립적인 마음가짐 때문이라고 생각한다. 우리나라에는 자식들 뒷바라지에 인생을 바치고 나이가 들면 자식들의 부양을 받아야 한다고 생각하는 이들이 아직도 많다.

이러한 생각의 차이가 스웨덴과 우리나라 노년의 서로 다른 건강 상태로 나타나지 않았나 생각한다. 마음과 몸은 서로 연결되어 마

 스웨덴 사람들은 왜 피곤하지 않을까

음이 건강하지 못하면 몸도 건강하지 못하다. 몸이 건강하지 않으면 만족감이 없고 부정적인 생각이 들며, 부정적인 생각은 대뇌에서 스트레스와 동일하게 반응한다. 이는 혈압과 혈당을 올리고 혈관을 수축시키며 그 결과 혈액순환이 잘 안 된다. 또한 부정적인 생각과 우울증은 대뇌의 인지기능을 약하게 만들어 치매 증상을 악화시킨다. 실제로 치매 증상을 보이는 노인층의 50퍼센트는 우울증이 있는데 우울증을 치료하면 치매 증세도 호전된다. 또 부정적인 생각은 면역기능을 약화시켜 감기, 독감, 대상포진 등 바이러스 감염이 발생할 위험이 높다. 이런 상황이 장기간 지속되면 암 발생 위험도 높다.

부정적인 감정은 통증도 악화시킨다. 노년층은 만성 퇴행성 관절염과 같이 만성적으로 통증이 있는 질병도 많지만 부정적인 생각 때문에 통증이 더 심해지는 경우도 다반사다. 따라서 노년층이 독립적인 마음으로 생활할 수 있도록 교육과 다양한 제도를 갖추면 결과적으로는 적은 예산으로 건강한 노년을 보낼 수 있는 환경을 마련할 수 있을 것이다.

스웨덴의 노인정책이 차별화되는 지점은 사회문제로 접근했다는 점이다. 노인문제를 가족이 아닌 국가가 책임진다는 원칙 아래 모든 노인이 평등하게 혜택받을 수 있는 복지정책을 펼친다.

밤샘 공부와
야근이
이상한 나라

스웨덴 사람들이 건강하게 오래 사는 이유를 한 가지로 꼭 집어내기는 어렵다. 건강한 삶에는 사는 환경, 먹는 음식, 삶의 태도 등 다양한 요인이 복합적으로 작용하기 때문이다.

스웨덴은 1930년대에 복지국가 건설을 위한 사회 개혁 프로그램을 추진했다. 1891년 국민건강보호법을 시작으로 1947년 국민기본연금법과 아동수당법을 제정했고, 이후 소득에 따른 차등 연금제와 탁아시설, 사회구호제도를 도입하는 등 복지국가 건설을 위한 투자를 아끼지 않았다. 현재 총 국가 예산의 3분의 1을 사회복지비로 지출하고 있다.

스웨덴은 여성의 사회 진출도 매우 활발해 스톡홀름의회의 여성의원 수가 절반을 넘은 지 이미 오래다. 스웨덴 여성의 경제활동 참

가율은 76.2퍼센트로 남성 참가율 79.9퍼센트에 비해 뒤지지 않는다. 또 정규직과 비정규직의 차별이 없다. 전체 노동자의 10퍼센트에 해당하는 비정규직의 임금은 '동일노동 동일임금'의 원칙에 따라 정규직과 같다. 노블리스 오블리제가 잘 이행되고 있는 스웨덴은 국민 모두가 각자 맡은 사회적 책임을 다하고 있다.

스웨덴의 사회보장제도는 스웨덴 사람들에게 높은 생활수준을 제공한다. 주거와 직장 환경을 살펴보면 건강에 유해한 요소가 적고 영양상태가 양호하다. 학교와 사회에서 지속적인 위생과 건강 관련 교육을 하고 있으며, 대표적으로 건강에 유해한 기호품인 담배와 술에 대한 국가 차원의 엄격한 규제도 상당히 효과적이다. 이런 음주와 흡연 억제 정책 덕분에 스웨덴에서는 심혈관 질환과 알코올 관련 질환의 유병율이 감소하고 있다. 환경 위생과 자연보호 정책으로 유지되는 상수도와 하수도 관리도 건강을 유지하는 데 꼭 필요한 요소다.

스웨덴에서는 가정과 유아원에서부터 자연을 즐기면서 동시에 자연보호를 실천하도록 유도하고 있다. 어릴 때부터 자연을 접하는 야외활동이 많고 자연보호를 직접 실천하기 때문에 성인이 되어서도 자연 속에서 즐기는 야외활동이 많다. 스웨덴 사람들이 가장 많이 하는 여가활동은 걷기다. 자연에서 깨끗한 공기를 마시며 걷거나 즐기는 야외활동은 육체를 건강하게 유지시킬 뿐만 아니라 면역력을 증가시키고 스트레스를 감소시킨다.

개인 중심의 독립적 사고방식을 중시하는 스웨덴 사람들은 남에게 의존하지 않고 자신의 삶은 자신이 책임지고 영위한다는 자긍심이 높다. 자긍심과 자율성 그리고 정신과 육체의 건강은 서로 연결되어 있다. 자긍심이 높으면 스스로 행동하는 자율성도 높고 이는 식사, 생활태도, 운동과 같이 생활 전반을 건강하게 유지하도록 작용한다. 또 정신적·육체적 스트레스에 유연하게 대처할 수 있게 돕는다. 자긍심이 낮으면 불행하다고 느끼고 매사에 만족하지 못하며 부정적인 생각이 많다. 따라서 자기 관리에 약하고 스트레스에 취약하다. 2003년 〈영국의학저널〉의 발표에 따르면 자긍심이 낮은 사람들은 우울증 발생 위험과 심장의 관상동맥 질환 발생 위험도 높다.

스웨덴에서는 대부분 정시에 퇴근하기 때문에 가족과 지내는 시간이나 취미활동 시간이 많은 편이다. 스웨덴의 연간 평균 노동 시간은 1625시간으로 우리의 2193시간에 비해 매우 적다. 또 스웨덴 사람들은 열심히 일하는 원동력 중 하나로 다양한 휴가제도와 넉넉한 휴가 일수를 꼽는다. 밤새서 공부하는 것도 그들에겐 이상한 일이다. 환경이 이렇다 보니 자발적인 과로로 인한 질병은 있지만 과중한 업무와 야근으로 인해 발생하는 질병은 드물다. 요즘은 스웨덴 사람들 못지않게 우리도 올바른 식습관, 생활화된 운동, 긍정적인 삶의 태도를 유지하기 위해 노력을 아끼지 않는다. 그러나 깨끗한 물, 맑은 공기와 같은 자연환경, 기본적인 생활환경이나 근로환경은 국가의 제도와 교육에 따라 달라질 수 있기 때문에 국가와 국민이 함께 노력해야 할 부분이다.

지금까지 스웨덴 사람들의 건강 비결에 대해 자세히 살펴보았다. 이제 우리도 건강하게 오래 살기 위한 우리만의 방법들을 찾아볼 차례다. 다음 장에서는 먼저 우리의 몸 상태를 진단해볼 것이다. 현재 자신의 몸 상태를 체크해보는 것은 무엇보다 중요한 일이다. 따라서 피로의 원인을 점검해볼 수 있는 다양한 검사에 대해 소개할 것이다. 또한 직업별, 연령별 피로 유형과 각종 질병으로 이어지는 경우들에 대해 그 원인과 치료 방법을 다양한 사례를 들어 설명할 것이다. 특히 이 부분은 자신의 사례와 비교하며 읽기를 권한다. 마지막 장에서는 건강관리 노하우에 대해 살펴볼 예정이다. 식생활과 운동, 수면, 스트레스와 우리 몸의 상관관계에 대해 알아보고 건강하게 오래 살 수 있는 길을 안내하려 한다.

PART 2

내 몸의 피로를 잡아야
건강수명이 늘어난다

Chapter 1

피로에는
분명 이유가
있다

세상에 피로하지 않은 사람이 있을까? 잠을 못 자서, 공부하기 힘들어서, 간이 나빠서, 야근이 잦아서, 술을 많이 마셔서, 암에 걸려서……. 이렇듯 피로의 원인은 다양하다. 야유회나 체육대회를 마치고 돌아오는 전세 버스에서 거의 대부분의 사람들은 잠을 잔다. 평소에 하지 않던 운동으로 심하게 일한 세포들이 휴식을 취하려는 정상적인 방어작용이다. 그러나 야근도 없었고 심한 운동도 하지 않았는데 피로하다면 건강에 무슨 문제가 생긴 게 아닐까 걱정되기 마련이다. 충분히 쉬어도 풀리지 않는 피로에는 반드시 이유가 있다.

피로는 몸과 머리의 활동이 약해지고 둔해지는 상태를 말한다. 체육대회에서 오랜만에 뛰고 나면 나른하고 졸음이 쏟아져서 손가락 하나도 움직이기 싫을 만큼 피로해진다. 이것이 대표적인 육체피로로 대부분 전신이 쑤시고 아픈 근육통을 동반한다. 또 장시간 공부를 하거나 교육을 받아도 피로하다. 육체적인 활동이 없어도 두뇌가 피로하면 전신이 피로하다. 잠이 부족해도 피로한데 이런 수면 부족 후에 오는 피로는 쉬거나 푹 자면 나아진다. 대부분의 일시적인 과로 역시 충분한 휴식을 취하면 좋아진다. 그러나 우리 몸의 대사작용은 나이가 들면서 느려지고, 활성산소를 제거하는 능력도 감소한다. 따라서 나이가 들수록 피로에서 회복되는 속도도 느려지기 때문에 건강한 일상을 위해서는 피로회복을 위한 자신만의 방법을 찾아야 한다.

✚

몸속에 노폐물이 쌓이는
육체피로

운동을 하면 팔, 다리, 허리에 있는 근육인 골격근을 많이 사용하게 된다. 골격근의 무게는 여성의 경우 체중의 36퍼센트, 남성의 경우 42퍼센트를 차지한다. 골격근은 열량 소모가 많기 때문에 운동을 하면 금방 배가 고파진다. 근육세포는 주연료로 당분을 사용하지만 당분이 부족하면 지방도 사용한다. 당분을 연료로 사용하면 완전히 연소되어 찌꺼기가 거의 남지 않지만 지방을 연료로 사용하면 찌꺼기가 많이 남는다. 이때 생기는 찌꺼기를 젖산과 케톤체라고 하는데, 젖산과 케톤체가 근육에 쌓이면 근육통이 생기고 피를 따라 전신으로 퍼져나간다. 이렇게 퍼져나간 젖산과 케톤체는 온몸의 세포 활동을 방해하고 그 결과 전신이 피로해진다.

우리 몸은 이런 노폐물을 분해하는 능력이 있다. 운동을 심하게 하면 노폐물이 평소보다 많이 생기기 때문에 핏속에 쌓이는데 푹 쉬면 젖산과 케톤체가 더 이상 발생하지 않고, 이미 만들어진 젖산 과 케톤체가 서서히 분해되면서 피로가 사라진다. 운동으로 피로한 세포는 당분을 좋아하기 때문에 운동할 때나 운동을 한 후에 당분 이 많은 과일을 먹거나 과일주스를 마시면 피로가 더 빨리 풀린다.

✚

뇌세포에 산소가 부족해질 때
두뇌피로

육체적인 운동이나 야근을 하지 않았는데도 마라톤 회의를 하거나 오랜 시간 강의를 들으면 하품이 나오고 피로해진다. 근육은 쉬고 있지만 뇌세포가 활동하기 때문이다. 성인의 두뇌는 약 1.5킬로그램 으로 작지만 우리 몸 전체에 필요한 산소의 20퍼센트를 사용한다. 더욱이 두뇌가 활발하게 활동하면 산소를 더 많이 소모하기 때문에 뇌세포에 공급되는 산소가 부족해진다.

이렇게 두뇌가 피로해지면 인지기능에 꼭 필요한 신경전달물질 인 세로토닌이 분비되지 않는데, 세로토린이 부족하면 졸리고 집중 력이 떨어진다. 뇌세포는 탄수화물만 에너지원으로 사용하며, 두뇌

활동을 많이 하면 뇌세포에서 더 많은 탄수화물을 요구하기 때문에 단 음식을 먹게 된다. 그러나 뇌세포에 필요한 것은 탄수화물이지 지방이나 단백질이 아니기 때문에 칼로리가 높은 음식은 가급적 피해야 한다.

따라서 머리를 쓰는 일을 할 때는 사탕이나 과일주스와 같은 당분을 조금씩 자주 섭취하고, 창문을 열고 심호흡으로 뇌세포에 산소를 많이 공급하는 것이 좋다. 가벼운 스트레칭이나 산책은 전신의 혈액순환을 개선시켜 두뇌활동으로 발생한 피로를 회복하는 데 도움이 된다.

✚

스트레스를 부르는
수면부족

수면부족은 가장 흔한 피로의 원인이다. 우리 몸은 약 60조 개의 세포로 이루어져 있으며, 우리가 잠을 자는 동안 온몸의 세포가 활동을 줄이고 고장 난 부위를 스스로 고친다. 따라서 잠을 못 자면 우리 몸은 이를 스트레스 상태로 인식해 스트레스호르몬을 분비하며, 스트레스호르몬이 분비되면 우리 몸은 외부의 공격에 대해 싸울 준비를 시작한다.

그것은 마치 호랑이 같은 맹수들이 한바탕 전쟁을 치를 준비를 하는 것과 같다. 가슴이 두근거리고, 호흡이 빨라지고, 눈동자가 커지고, 입안이 마르고, 목소리가 커지고, 몸이 굳거나 떨리고, 졸음이 확 달아난다. 이때 혈압과 혈당이 올라가며 당장 싸우는 데 필요하지 않은 소화기능이나 면역기능은 약해진다.

따라서 잠을 못 자면 스트레스를 받고 스트레스가 생기면 스트레스호르몬 때문에 배고픈 것도 잊게 되며 잠도 오지 않는다. 또 스트레스 상태에서는 세포가 피로하기 때문에 활성산소가 많이 발생하고 말초혈관의 혈액순환이 악화된다. 하루 이틀 야근한 정도의 단순한 수면부족은 푹 자고 나면 피로가 풀리지만, 3교대 근무와 같은 장기적인 수면부족은 피로뿐만 아니라 고혈압, 당뇨병, 고지혈증, 수면 장애 등 심각한 후유증을 유발할 수 있다.

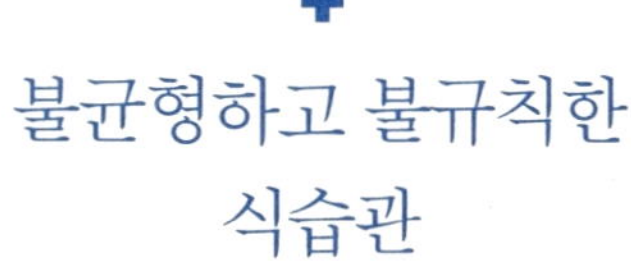

불균형하고 불규칙한
식습관

우리나라 사람들의 식습관은 연령대에 따라 큰 차이를 보인다. 20~30대 바쁜 직장인들은 아침은 거르고 점심은 구내식당이나 근처 식당에서 백반이나 찌개류를 주로 먹는다. 그리고 저녁에는 삼겹살에 소주 혹은 치맥이라고 불리는 치킨과 맥주를 자주 먹는데, 이런 메뉴는 대부분 지방 함량이 높다. 또 술도 적당히 즐기는 것이 아니라 폭음하는 편이다. 게다가 일하는 중간중간에 설탕이 듬뿍 들어간 커피나 매실차 같은 단 음료도 많이 마신다. 전체 식사량으로 볼 때 지방과 칼로리 섭취가 높은 편이다.

아침에 단 음료를 찾게 되는 것은 우리 몸이 활동을 시작하기 위해 에너지가 필요하기 때문이다. 그러나 단 음료를 마시면 혈당이 올라가기 때문에 이를 해결하기 위해 당을 조절하는 인슐린이 분비돼 혈당을 떨어뜨리며, 혈당이 떨어지면 피로하고 머리가 아프기 때문에 다시 단 음식을 먹는 악순환이 반복된다.

아침을 완전히 굶으면 당분을 에너지원으로 사용하는 뇌세포가 제대로 활동할 수 없기 때문에 머리가 맑지 못하고 피로하다. 또 저녁에 과식을 하면 먹은 음식물을 소화시키기 위해 소화기관이 밤새도록 일을 하게 되므로 세포가 쉬지 못하고, 혈액 내에는 콜레스테롤과 활성산소가 쌓여 피로가 더 심해진다.

따라서 아침에 일어나기 어렵고 식사를 거르는 악순환이 반복된다. 더욱이 신선한 채소와 과일에서 섭취해야 하는 비타민, 무기질, 효소 그리고 항산화물질들이 부족해 세포의 기능은 더욱 나빠진다.

이와는 반대로 날씬한 몸을 선호하는 젊은 여성이나 50대 이후의 중장년층에서는 지방과 전체적인 칼로리 섭취가 부족한 경우가 많다. 젊은 여성들은 몸매 관리를 위해, 중장년층은 소식이 고지혈증, 당뇨병, 고혈압 등 성인병 치료에 도움이 되는 것으로 알려져 있어 식사를 제한하는 경우가 많다. 2012년 국민건강영양조사에 따르면 우리나라 20대 여성 10명 중 2.5명이 일상생활에 필요한 에너지의 75퍼센트도 섭취하지 못했다. 또한 칼슘·철·비타민 A 등의 영양 섭취가 부족했고 전체의 50퍼센트가 아침을 굶었다. 70대 이상 인구에서 영양 섭취가 부족한 인구는 남성 11.6퍼센트, 여성 21.5퍼센트로 남성은 전 연령층 중 가장 많았고 여성은 20대에 이어 두 번째로 많았다.

영양 섭취가 부족하면 세포에 에너지를 원활히 공급하지 못해 세포의 대사작용에 장애가 발생할 수 있다. 또 지용성 비타민인 비타민 A·D·E가 부족해 세포가 손상된다.

이런 영양소 부족은 면역기능을 악화시키고 몸속에 염증반응을 일으켜 오히려 심혈관 질환의 발생이 증가한다. 날씬한 몸매를 선호하고 소식이 수명을 연장시킨다는 연구 결과가 있지만 그 반대의 연구 결과도 있다.

심장 질환으로 약물치료 중인 7767명의 환자를 3년 이상 추적 관찰한 결과, 비만인 환자군은 28.4퍼센트가 사망한 반면 저체중인 환자군은 45퍼센트가 사망했다. 심장의 관상동맥 질환이 있는 환자를 대상으로 한 다른 연구들에서도 같은 결과가 발표된 바 있고, 심장 질환이 없는 40~70대 제대군인을 대상으로 조사한 결과에서도 정상 체중군보다 비만군에서 사망 확률이 22퍼센트 낮았다.

유럽의 한 연구에서는 비만이나 정상 체중을 계속 유지하는 사람들과 비교한 결과 과체중이나 비만에서 정상 체중으로 체중을 감량한 군에서 심장 질환으로 인한 사망률이 가장 높은 것으로 나타났다. 이런 결과는 인위적인 체중 감량이 오히려 건강에 악영향을 미칠 수 있다는 것을 의미한다.

너무 많이 먹어도, 너무 적게 먹어도 건강에 좋지 않다. 적게 먹어야 장수한다고 하지만 스웨덴의 한 연구에 따르면 정상 체중인 사람과 비교해 저체중인 남성은 2.4배, 저체중인 여성은 2배나 사망 위험률이 높았다.

지나치게 많이 먹거나 지나치게 적게 먹는 식습관은 우리 몸을 피로하게 만든다. 단순히 많이 먹고 적게 먹는 것을 떠나서 자신의 연령대와 건강상태에 맞춰 올바르게 먹는 것이 우리 몸을 건강하게 만들어 피로를 줄이는 방법이라는 점을 명심하자.

Chapter 2

오늘도
피로한 나,
병인가?

오늘도 피곤하다. 아침에 일어나 출근하기가 에베레스트 산을 오르는 것처럼 힘들다. 아침밥 먹을 시간이면 일 분이라도 더 자고 싶고, 출근해서도 짜증만 나고 머리가 아파서 집중이 잘 안 되고 가슴도 답답하다. 하루 병가를 내서 쉬고 싶지만 스스로 생각해도 병은 아닌 것 같고, 병원에서 검사를 해봐도 별 이상이 없다는 의사의 말에 야속하기만 하다.

우리의 몸을 단순히 '건강하다' 아니면 '질병이 있다', 2가지 상태로 분류하기는 어렵다. 피로하다고 내 진료실을 찾아오는 많은 사람이 "선생님, 어디가 안 좋은 건가요? 간이 나쁜가요? 신장이 나쁜가요?" 하면서 열심히 자가진단을 한다. 다행히 피로하다고 호소하는 사람들 중 대부분은 검사 결과에 이상이 없다. 그렇다고 그 사

람들이 건강하다고 할 수 있을까? 그렇지는 않다. 피로 때문에 일
상생활이 힘든 사람들을 검사 결과가 정상이라고 그냥 둘 수는 없
다. 이런 경우는 질병이 생길 가능성이 있다는 신호를 보내는 시기
라고 할 수 있다. 질병을 진단하는 직접적인 방법은 아니지만, 활성
산소 검사, 혈액순환 검사, 체성분 검사, 부신기능 검사, 모발 검사,
미토콘드리아 검사와 같은 다양한 검사가 피로의 원인을 규명하는
데 도움이 된다.

✚

몸속의 배기가스
활성산소 검사

세포는 산소와 영양분을 공급받아야 살 수 있다. 우리가 먹는 음식
중 탄수화물은 포도당으로, 단백질은 아미노산으로, 지방은 지방산
으로 분해되어 세포 속으로 이동한다. 그곳에서 포도당과 지방산은
ATP(adenosine triphosphate)라는 에너지원으로 변하고 우리 몸의 세
포는 이 에너지를 사용한다. 한편 포도당과 아미노산, 지방산이 변
화하는 과정에서 활성산소가 발생한다. 자동차 연료가 연소될 때 배
기가스가 배출되는 것과 같은 이치다. 면역세포들이 몸속에 들어온
세균이나 바이러스를 없애는 과정에서도 활성산소가 생성된다. 정
상일 때는 활성산소가 필요한 만큼 생성되고 제거되기를 반복하며
균형을 이룬다.

베타카로틴, 비타민 C, 글루타티온 등의 항산화물질들은 활성산소를 분해하고 활성산소가 세포를 파괴하지 못하게 하는 역할을 한다. 그러나 세균이나 바이러스에 감염되었거나 햇볕에 장시간 노출되었을 경우, 심한 운동을 하거나 스트레스를 받았을 경우 활성산소가 증가, 정상적으로 활성산소를 제거하는 능력인 항산화력을 초과해 결국 체내 활성산소의 농도가 증가한다.

활성산소 농도가 증가해 정상 세포의 기능을 방해하거나 세포 자체를 손상시키는 상태를 산화성 스트레스라고 한다. 산화성 스트레스는 만성 피로, 고지혈증, 동맥경화증, 심장 질환, 말초혈관 질환, 알레르기성 피부염, 암, 노화, 신장 질환을 일으키는 원인이 되고, 또 앓고 있던 질병까지 악화시킨다.

활성산소가 처음 생겼을 때는 세포의 기능을 방해하는 정도지만 장기간 지속되면 세포의 손상을 유발한다. 또 활성산소는 생화학적으로 매우 불안정한 물질이기 때문에 당이나 단백질, 지방과 같이 우리 몸속에 다량으로 존재하는 물질과 반응해서 전혀 다른 물질로 변화한다.

정상적인 지방이나 단백질은 우리 몸에서 효소에 의해 분해되고 또 새로운 단백질과 지방이 생성되면서 순환한다. 하지만 활성산소에 반응한 지방은 과산화지질이라는 새로운 물질로 변해 우리 몸에 정상적으로 존재하는 효소에 의해 분해되지 않고 조직에 쌓인다. 더구나 이런 산화성 단백질이나 과산화지질은 서로 엉키는 성질이 있어 점점 크게 뭉쳐 혈액의 흐름을 방해하는 원인이 되고, 우리 몸의 조직에 쌓여 노화의 주원인이 된다.

또 혈액에 정상적으로 존재하는 포도당이 단백질과 반응해서 당화산물이라는 새로운 물질로 변하는데, 이것 역시 서로 엉키는 성질 때문에 점점 커다란 물질로 뭉친다. 이런 물질들이 활성산소처럼 산화성 스트레스를 악화시키며 혈액의 점도를 증가시킨다. 그리고 후기당화산물로 변하여 동맥경화증, 백내장, 퇴행성 관절염 등 다양한 노화현상을 일으킨다. 이러한 현상은 혈액 속 당의 농도가 높은 당뇨병 환자나 신장기능에 장애가 있는 환자에게서 특히 심하다.

우리 몸을 병들게 하는 활성산소는 다음과 같은 질병과 관련이 있으므로 항상 주의해야 한다.

노화, 우리를 늙게 하는 것들

나이가 들수록 활성산소는 증가하고 정상적인 항산화 기능은 감소해 산화성 스트레스가 증가한다. 또 당뇨병이 있어 혈당이 높은 환자는 물론이고, 당뇨병이 없고 혈당이 정상인 사람도 나이가 들수록 혈액 속 후기당화산물의 농도가 증가한다.

후기당화산물은 안구의 수정체, 피부, 혈관의 벽, 관절, 근육, 뇌세포 등에 축적되어 정상 조직의 기능을 약하게 만들고 백내장, 피부 탄력 감소와 주름, 동맥경화증, 퇴행성 관절염 그리고 근육 소실과 약화, 퇴행성 치매의 원인이 된다.

합병증을 부르는 당뇨병

당뇨병 환자는 정상인보다 심혈관 질환 발생률이 2배 이상 높다. 당화혈색소는 적혈구 안에 들어 있는 혈색소, 다시 말하면 단백질의 일종인 헤모글로빈과 당이 결합한 형태로 혈당이 높으면 당화혈색소의 농도도 높아진다. 적혈구의 생존 기간이 평균 100일에서 120일 정도이므로 당화혈색소의 농도도 지난 100~120일간 혈당의 농도를 나타내는 지표로 사용한다.

혈당이 높으면 당화혈색소가 높아지는 것과 마찬가지로 다른 단백질과도 반응해 당화산물이 많아지고 후기당화산물도 증가한다. 실제로 당뇨병 환자는 혈액의 점도를 높이는 당화산물 농도가 정상인보다 높고, 심혈관 질환, 백내장 등의 합병증이 많으며, 혈관 벽과 안구의 수정체 등에서 후기당화산물이 다량 축적된 것을 확인할 수 있다.

혈액 속 지방량이 많은 고지혈증

고지혈증은 활성산소를 증가시키고 지방으로 인한 혈관세포의 손상을 악화시키는 원인이다. 특히 고지혈증 환자에게 많이 발생하는 과산화지질(대표적 피부 유해 물질)은 산화성 스트레스를 악화시키고 혈관의 내벽 세포를 손상시키며 혈전을 생성하는 원인이 된다. 산화성 스트레스는 동맥경화증, 말초혈관 장애, 혈관성 치매 등도 악화시킨다고 알려져 있다.

신장 질환과 활성산소

신장 질환의 원인과 관계없이 신장기능이 감소하면 활성산소의 농
도가 증가하고 산화성 스트레스에 의해 신장기능 손상이 가속화된
다. 산화성 스트레스는 당뇨병이나 동맥경화 환자에게 신장 합병증
이 발생하는 중요한 원인이다.

만성 피로를 낳는 정신적·육체적 스트레스

과로, 흡연, 공해는 산화성 스트레스를 증가시키는 원인이다. 특히
정신적·육체적 스트레스는 스트레스호르몬의 분비를 증가시키고
이는 활성산소를 증가시켜 만성 피로의 원인이 된다. 또한 만성적인
산화성 스트레스는 세포의 유전자 변형을 유발하고 여러 가지 암을
발생시키는 원인 중 한 가지로 알려져 있다.

이처럼 여러 가지 질병을 유발하는 활성산소를 줄이기 위해서는
금연은 물론 당뇨병, 고지혈증, 비만과 같은 만성 대사 이상 질환을
치료해야 한다.

지방과 단백질은 활성산소를 만드는 노폐물을 많이 만들기 때문
에 꼭 필요한 양만 먹는 것이 좋다. 화학 첨가물들도 체내에서 활성
산소를 만드는 유해물질이 된다.

신선한 채소와 과일은 활성산소를 제거하는 항산화물질이 풍부
하므로 충분히 섭취해야 하고, 운동은 혈액순환을 증가시켜 활성산
소를 활발하게 배출시키기 때문에 꼭 필요하다. 그러나 지나친 운

동은 육체적인 스트레스로 작용해 활성산소를 더 많이 배출시키므로 주의해야 한다.

신선한 공기를 흡입하려면 야외활동이 필요하며 스트레스를 줄이기 위한 긍정적인 마음가짐과 정신적인 안정도 활성산소를 줄이는 데 도움이 된다. 임상에서 효과가 확인된 항산화제 주사치료나, 비타민 A·C·E와 글루타티온, 바이오플라보노이드, 폴리페놀, 은행잎 추출물과 카레 같은 다양한 항산화물질을 섭취하는 것도 좋다. 또는 미량 물질인 아연, 셀레늄, 유비큐틴 등 경구용 항산화물질도 괜찮다. 그러나 다양한 항산화물질이 체내에서 조화를 이루며 작용해야 하기 때문에 여러 가지 항산화물질이 어우러진 자연식이 더 효과가 좋다.

실험실에서 연구 목적으로 사용하던 활성산소 농도와 항산화력 검사는 이제 임상에서 혈액 한 방울로 손쉽게 검사하는 방법으로 개발되었다. 이를 통해 치료 전 산화성 스트레스 정도와 치료 후 항산화력의 개선 정도를 확인할 수 있다.

✚

세포에 산소 공급이 안 되면
혈액순환 검사

모든 질병의 초기 증상은 피로다. 피로는 생물학적으로 세포의 기능이 나빠졌기 때문에 발생한다. 세포가 정상적으로 기능하기 위해서는 세포에 산소와 영양분이 충분히 공급되고, 또 세포가 생리적으로 배출하는 노폐물은 신속하게 제거해야 한다. 만일 산소나 영양분의 공급이 부족하거나 노폐물이 비정상적으로 많이 쌓이면 세포는 제대로 기능할 수 없다. 따라서 피로를 해결하려면 세포에 필요한 영양분과 산소가 잘 공급되고 있는지, 노폐물은 잘 청소되고 있는지를 파악해야 한다.

혈액순환은 세포에 영양분과 산소를 공급하고 노폐물을 제거하는 기능을 한다. 동맥혈액은 산소와 영양분을 공급하고, 정맥혈액은 각 세포에서 배출하는 노폐물을 청소한다. 따라서 심장에서 동맥으로 그리고 정맥을 거쳐서 다시 심장으로 순환하는 혈액순환을 활발하게 유지하는 것이 세포의 기능을 유지하고 피로를 치료하는 좋은 방법이다. 정상인의 경우 세포에 산소를 공급하는 적혈구가 심장에서 나와 온몸을 돌고 다시 심장으로 돌아오는 데 걸리는 시간은 20초다.

그렇다면 혈액순환은 왜 나빠질까? 성인의 혈관을 길게 늘어놓으면 약 12만 킬로미터로 지구를 두 바퀴 반이나 돌 수 있는 길이다. 심장에서 손가락 굵기보다도 더 두껍게 시작한 동맥혈관은 신체 각 부위로 나가면서 가지에 가지를 쳐서 신체의 말단 부위에 이르면 머리카락보다 가는 모세혈관이 된다. 이 모세혈관이 바로 각 세포에 산소와 영양분을 공급하고 세포에서 만들어낸 노폐물을 운반하는 중요한 일을 하며, 노폐물을 회수한 모세혈관은 심장으로 돌아가면서 점점 굵어져 정맥혈관이 된다.

스웨덴 사람들은 왜 피곤하지 않을까

거미줄같이 퍼져나가는 모세혈관의 총길이는 약 4만 킬로미터인데 이런 모세혈관의 순환을 말초혈액순환이라고 한다. 말초혈액순환이 좋지 않으면 피로, 손발 저림, 집중력 장애, 인지 장애와 같은 증상이 발생한다. 또한 모세혈관의 혈액순환은 모세혈관 주위의 환경과 교감신경에 의해 좌우돼 노폐물이 많거나 교감신경이 흥분하면 모세혈관이 수축되고 말초혈액순환이 나빠진다. 결국 정신적으로나 육체적으로 스트레스가 있으면 노폐물이 많이 발생하고 교감신경도 흥분하기 때문에 말초혈액순환은 더 나빠진다.

말초혈관 검사

말초혈관 검사는 손톱 바로 밑에 있는 모세혈관을 현미경으로 확대해 관찰하는 방법이다. 손톱 밑에 있는 모세혈관을 관찰한다는 뜻으로 조갑모세혈관 검사라고 한다.

조갑모세혈관 검사를 하면 모세혈관의 모양과 혈액의 흐름을 현미경으로 직접 관찰할 수 있다. 말초혈관은 동맥혈에서 정맥혈로 변환되는 혈관이라서 마치 실핀과 같은 모양이다. 말초혈액의 흐름이 느린 경우, 모세혈관의 모습이 흐리거나 짧을 경우, 작은 구형처럼 보이거나 동맥과 정맥이 서로 꼬인 모습일 때는 모세혈관에 이상이 있는 것으로 진단한다. 특히 말초혈관 사이에 출혈로 의심되는 반점이 있는 경우에도 주의해야 한다.

서울성모병원 안과팀의 연구에 따르면 안구 내 압력이 높아져 실명의 원인이 되는 녹내장 환자의 55.6퍼센트는 조갑모세혈관 확장,

32.3퍼센트는 모세혈관 소실, 19.4퍼센트는 모세혈관 출혈이 확인 되었다. 또 시신경 유두 출혈이 있는 사람은 모세혈관이 소실될 가 능성이 11배 높고, 출혈 가능성은 81배 높았다.

전신 혈액순환 검사

혈압은 심장이 수축할 때인 높은 혈압(수축기 혈압)과 심장이 이완할 때인 낮은 혈압(이완기 혈압)으로 나뉜다. 수축기 혈압과 이완기 혈압 의 차이를 맥압이라 하는데 혈압과 맥압은 모두 심혈관계 건강을 예 측하는 중요한 지표들이다.

50세 이하인 비교적 젊은 환자에게는 이완기 혈압이 가장 중요한 위험인자고, 50~59세는 이완기 혈압과 맥압, 60세 이상의 고령은 맥압이 가장 중요한 위험인자다. 맥압은 특히 심근경색증과 같은 심 장 질환의 예후를 측정하거나 당뇨병이나 만성 신부전증과 같은 다 발성 동맥경화증 환자의 위험을 예측할 수 있는 중요한 지표다. 맥 압이 높을수록 건강이 나쁜 상태임을 의미한다.

혈관의 노화와 혈관의 경직도는 동맥경화를 진단하기 위한 중요 한 지표들이다. 혈관의 경직도를 통해 심혈관 질환의 발생 위험도 를 예측할 수 있고 치료 효과를 판정하는 데도 유효하다. 맥파 전달 속도는 동맥의 탄력성을 확인하는 지표로 젊을수록 낮고 나이가 들 수록 높아진다.

＋

내 몸 상태를 알고 싶을 때
체성분 검사

체성분 검사는 우리 몸에 있는 뼈, 근육, 지방, 수분의 물리적인 성질이 다른 점을 이용해 근육과 체지방의 균형을 확인하는 방법이다. 이 검사를 통해 현재의 영양상태, 근육과 뼈의 양, 수분의 양 등을 측정할 수 있다. 근육과 뼈의 양이 많을수록 영양상태가 우수하고 체력이 좋다. 특히 암 치료나 큰 수술 후 환자의 회복 정도와 생존 가능성, 생존 기간과 같은 장기간의 예후를 알기 위해 사용한다.

　체성분 검사를 통해서 체내의 수분 균형도 확인할 수 있다. 체내의 수분은 혈액과 같이 눈에 보이는 수분을 세포외액이라고 하고, 세포 안에 들어 있는 수분을 세포내액이라고 한다. 흔히 몸이 부었다고 하는 부종은 체수분이 정상 범위보다 많다는 뜻이고, 탈수라 하면 체수분이 정상보다 적다는 뜻이다. 이때는 대부분 세포외액의 양이 변한다. 그러나 일부 사람의 경우 세포내액이 세포외액보다 적은 경우가 있는데 이럴 때는 체수분의 총량과 관계없이 몹시 피로해한다. 이런 현상은 갱년기 이후 여성에게서 흔히 발견되며 환자 대부분이 활성산소의 농도도 높다. 활성산소가 세포를 자극해 세포막이 약해지고, 이로 인해 세포내액이 밖으로 빠져나오는 것으로 본다. 또 남성의 체성분 검사 결과는 심혈관 질환의 발생 위험과 남성호르몬 농도와 관련이 있다. 체중이 같은 비만 남성이라도 근육이 많은 남성군이 지방이 많은 남성군보다 이완기 혈압과 나쁜 콜레스테롤인 저밀도지단백 콜레스테롤(LDL 콜레스테롤)의 농도가 낮았으며, 좋은 콜레스테롤인 고밀도지단백 콜레스테롤(HDL 콜레스테롤)의 농도가 높았다.

✚

스트레스가 계속된다면
부신기능 검사

부신은 양쪽 신장 위에 작은 고깔 모양으로 붙어 있는 기관이다. 부신의 피질에서는 스트레스가 있을 때 우리 몸이 잘 대처할 수 있도록 부신피질호르몬을 만든다.

부신피질호르몬은 교감신경과 함께 대표적인 스트레스호르몬이다. 스트레스호르몬은 마치 전쟁과 같은 힘든 상황에 처했을 때 우리 몸이 견딜 수 있도록 혈압이 오르고, 맥박이 빨라지며 혈당이 올라가게 만든다. 이럴 때 소화기관이나 면역기능은 매우 약해진다. 이런 급성 반응이 지나가고 나면 부신피질호르몬을 비롯한 스트레스호르몬이 정상으로 돌아간다. 그러나 스트레스가 오래 지속되면 부신에 피로가 쌓여 부신피질호르몬을 더 이상 만들지 못하게 된다. 자연히 정상에서 필요한 부신피질호르몬도 부족해지고 피로나 식욕부진 같은 증상이 발생한다. 또 치료 목적으로 부신피질호르몬을 오랫동안 사용하던 사람들이 갑자기 약을 끊어도 같은 증상이 발생한다.

부신기능 검사는 혈액으로 검사하는 방법과 타액으로 검사하는 방법을 모두 사용한다. 부신의 기능은 오전과 오후 그리고 밤 등 시간에 따라 변화하기 때문에 정확한 결과를 얻기 위해 하루에 4회 침을 모아서 검사하거나 하루에 2회 혈액을 채취해 검사한다.

✚

몸속에 쌓인 유해물질
중금속 검사

우리가 흔히 접하는 중금속은 수은, 납, 카드뮴, 알루미늄, 비소 등이다. 이런 중금속들은 자동차 배기가스나 공장 폐수로 배출된다. 중금속은 물을 오염시키고, 오염된 물은 토양을 오염시키며, 오염된 땅에서 자란 농산물을 통해 인체로 들어온다. 체내로 들어온 중금속은 배출되지 않고 조직에 쌓인다. 특히 신경세포에 많이 쌓이고, 활성산소를 많이 만드는 원인이 된다.

중금속이 축적되었는지 알기 위해서는 조직 검사나 모발 검사를 한다. 조직 검사는 어렵고 번거로워 최근에는 머리카락 일부를 잘라 중금속 축적 여부를 확인하는 모발 검사를 시행하는 편이다.

✚

세포 안의 발전소
미토콘드리아 검사

미토콘드리아는 세포 내에 존재하는 미세기관이다. 세포의 주 에너지원은 당분인데 특수한 경우 단백질과 지방도 에너지원으로 사용한다. 세포 내로 당이나 단백질, 지방이 들어오면 미토콘드리아가 분해해 ATP라는 에너지원으로 바꾸어주는 발전소의 기능을 한다. 석탄이나 핵연료가 아무리 많아도 발전소에서 전기로 바꾸지 못하면 각 가정에서 편리하게 사용할 수 없는 것과 같은 이치다. 또한 미토콘드리아는 세포의 분화, 성장 그리고 사멸에 중요한 역할을 수행한다.

세포는 ATP를 이용해 생명을 유지한다. 활발하게 활동하는 세포에는 미토콘드리아가 많이 존재하고, 활동이 느리면 상대적으로 미토콘드리아의 숫자도 적어진다. 즉, 세포가 왕성하게 기능하면 에너지도 많이 필요하기 때문에 미토콘드리아의 수가 많아지는 반면 세포의 기능이 약해지면 미토콘드리아의 수도 적어진다. 미토콘드리아의 수가 줄면 섭취한 당분, 지방, 단백질을 소모하지 못해 혈액 내에 쌓이게 된다. 그리고 그런 상태가 계속되면 당뇨병, 고지혈증, 대사증후군과 같은 다양한 성인 질환으로 이어진다. 세포가 필요한 에너지를 얻을 수 없기 때문에 전기가 공급되지 않는 건물처럼 제 기능을 하지 못하게 되고, 이런 상황이 오래 방치되면 당뇨병, 고지혈증, 대사증후군과 같은 질환에 의해 혈액순환에 이상이 생긴다. 그 결과 세포의 기능장애가 더 나빠지는 악순환의 고리가 형성된다.

우리는 부모님으로부터 각각 한 개씩 받은 유전자인 DNA를 총 2개 가지고 있다. 이 2개의 DNA는 세포 안의 핵이라는 소기관에 들어 있고 이 유전자가 자손에게 대대로 이어진다. 핵뿐만 아니라 미토콘드리아에도 DNA가 존재하는데 여기에는 어머니에게 받은 한 개만 들어있다. 따라서 미토콘드리아 기능은 어머니의 체질을 닮는다. 최근 의학 연구에 따르면 당뇨를 앓고 있는 환자 중 어머니가 당뇨병인 환자의 비율이 아버지가 당뇨병인 환자의 2배라고 하니 미토콘드리아의 기능을 반증하는 것이라고 할 수 있다.

유전자는 반드시 세포의 핵과 미토콘드리아 안에만 존재한다. 만일 혈액 검사에서 세포가 아닌 혈장에 미토콘드리아가 존재한다면 세포가 손상되었다는 증거다. 미토콘드리아 검사는 혈액세포에 존재하는 미토콘드리아의 평균적인 숫자와 세포 밖에 존재하는 미토콘드리아의 숫자를 측정해 건강상태를 확인하는 방법이다. 세포에 미토콘드리아의 숫자가 적거나 세포 밖에 존재하는 유전자가 많으면 세포의 기능이 나빠서 피로하다. 최근 연구에 따르면 미토콘드리아의 기능장애와 관련 있는 질환은 당뇨병이나 대사증후군뿐만 아니라 파킨슨병, 치매, 각종 신경계 질환, 정신분열증과 같은 정신과 질환 등으로 다양하다.

Chapter 3

세상의
직업만큼
피로의 원인도
다양하다

+

시험 걱정 건강 걱정
고시 준비생의 피로

교사가 되기 위해 임용고시를 준비하는 29세의 김영재 씨는 만성 피로를 호소하면서 병원에 찾아왔다. 김영재 씨는 언제나 피로하고 깊은 잠을 잘 수 없다고 했다. 지난 2~3년 전부터 간간이 발기부전이 있었고 최근 몇 달간은 전혀 발기가 되지 않는다고 했다. 비뇨기과에서 검사한 결과 비뇨기과적인 문제는 없었고, 호르몬 검사에서 성장호르몬의 농도가 나이에 비해 매우 낮게 나타났다.

노량진 고시원에서 3년째 생활하고 있는 김영재 씨는 남들이 일어날 시간인 새벽 4시쯤 잠자리에 들어서 오전 11시경에 일어났다. 오후 2~3시쯤 고시원 근처 식당에서 아침 겸 점심을 해결하고 독서실에서 5~6시간 공부 그리고 PC방에서 밤늦게까지 게임하는 생활을 반복하고 있었다. 잠자리에 들어도 잠이 들기까지 약 2시간 정도 걸리고 꿈을 많이 꾸고 자주 잠에서 깨어 1년 이상 수면제를 복용하고 있었다. 운동은 거의 하지 않았다.

김영재 씨의 피로, 수면 장애 그리고 발기부전의 원인을 찾기 위해 몇 가지 검사를 한 결과, 지방간과 중성지방 증가를 확인할 수 있었다. 혈액 속 활성산소 농도가 매우 높았고 비타민 D의 농도는 매우 낮았다. 상담 도중 집중장애, 불안신경증을 의심할 만한 증상도 발견되었다.

김영재 씨는 만성 피로를 호소하면서 병원에 왔지만 내가 가장 걱정한 증상은 발기부전이었다. 발기부전은 심리적인 위축, 우울증과 같은 정신적인 문제가 있을 때 일시적으로 발생할 수 있고, 혈액 중 활성산소의 농도가 높아도 호르몬 불균형과 혈류 이상이 발생하면서 동반될 수 있다. 물론 비뇨기과적인 문제와 호르몬 불균형도 발기부전의 원인이 되지만, 젊은 사람들에게 오는 일시적인 발기부전일 경우에는 규칙적인 식생활과 충분한 수면, 적극적인 운동만으로도 개선할 수 있다. 또 불안신경증과 같은 정신과 질환이 의심될 경우에도 적극적인 정신과 치료로 부수적인 증상인 발기부전을 개선할 수 있다.

김영재 씨에게는 우선 수면 시간을 조절하도록 했다. 밤 12시 전에 자고 아침 8시 전에 일어나는 습관을 들이도록 했고, 오전에 가벼운 스트레칭과 오후에 30분 정도의 산책을 권했다. 식사는 하루 3번 규칙적으로 하도록 권하고, 간식으로 과일을 추천했다. 또한 비타민 D 주사를 처방하고 종합 비타민과 가벼운 우울증 치료제를 사용하면서 증상이 개선되는 것을 확인할 수 있었다.

✚

고혈압인
어느 세일즈맨의 피로

강영업 씨는 40세 남자로 세일즈맨이다. 고혈압 때문에 병원을 찾았는데 진료 당시 혈압이 160/110mmHg로 높았고, 키 175센티미터에 87킬로그램으로 과체중이었다. 영업 목적의 접대가 잦아서 일주일에 4일 이상 음주, 매일 한 갑 정도의 흡연을 하고 있었다. 강영업 씨는 늘 피로하고 몸이 무겁다고 했다. 혈액 검사 결과는 심한 고지혈증, 경동맥 초음파 검사에서는 동맥경화증이 확인되었다. 고혈압 치료제와 아스피린을 처방한 후 과음을 자제할 것과 금연을 권했으나 직업상 곤란하다고 난색을 표했다.

약 2개월 뒤 다시 병원을 찾았을 때는 혈압약을 2~3일 중단한 상태로 혈압이 140/100mmHg로 여전히 높았다. 과음과 흡연을 계속하고 있었으며, 아침 발기상태를 물어보니 "아침에 발기가 없는 날이 잦고 낮에도 별 소식이 없다"면서 혈압약이 발기부전과 관련이 있는지 물었다.

발기는 남성의 성기에 있는 혈관이 확장되어 일정 시간 동안 혈액이 빠져나가지 못하도록 혈관의 입구가 수축되는 현상이다. 따라서 혈관이 막혀서 혈액의 유입이 적거나, 혈액의 유입이 활발하더라도 혈관의 입구가 충분히 수축되지 못하면 들어온 혈액이 금방 빠져나가 발기상태가 유지되지 못한다. 실제 성생활을 할 때 발기상태도 중요하지만, 아침에 일어날 때의 발기상태, 또 낮에 성적인 자극이 없어도 느껴지는 발기 신호 등이 모두 중요하다.

음주는 대뇌의 기능을 억제하고 그 결과 성기능을 비롯한 호르몬 기능을 교란한다. 따라서 음주 후에 생기는 발기부전은 매우 흔한 현상이다.

흡연은 혈관을 수축시켜서 남성의 성기로 공급되는 혈액의 양이 적어지므로 발기부전의 원인이 된다. 특히 지속적인 흡연은 혈관 내벽 세포의 손상을 초래해 결과적으로 영구적인 혈관 손상의 위험이 매우 높다. 이런 경우 처음에는 간헐적인 발기부전을 경험하지만 시간이 경과하면 영구적인 발기부전이 발생한다.

고혈압은 혈관의 탄력성이 감소하고 혈관 벽이 뻣뻣해지는 질병인 동시에 혈관 내벽이 두꺼워지는 동맥경화증의 원인이다. 또한 고지혈증과 당뇨병도 혈관 벽이 두꺼워지고 동맥경화를 초래하는 원인 질환이다.

강영업 씨는 40세로 비교적 젊으나 고혈압과 동맥경화증이 있고 고지혈증이 위험 단계에 진입해 혈관장애에 의한 발기부전의 위험이 매우 큰 환자다. 강영업 씨가 간혹 경험하는 발기부전은 동맥경화증에 의한 혈관장애가 음주와 흡연으로 인해 악화되는 증상이라고 할 수 있다. 과거에 사용하던 고혈압약들은 발기부전과 같은 부작용이 드물지 않게 나타났으나, 최근에 사용하는 고혈압약들은 이런 부작용이 거의 없다.

따라서 강영업 씨의 경우에는 발기부전의 문제를 고혈압약 탓만할 것이 아니라, 고혈압 치료를 철저하게 하면서 과음을 하지 않고 금연하는 것이 장기간의 합병증을 방지하는 데 꼭 필요하다. 발기부전은 혈관의 적신호이며, 발기는 남성의 자존심인 동시에 혈관 건강의 중요한 척도다.

✚

나는 피로다
연예인의 피로

의사는 무대에서의 열정도 걱정한다

한동안 주말에 방송했던 〈나는 가수다〉라는 프로그램은 우리 집 식구들을 TV 앞에 집결시키고, 숨소리도 죽이고 집중하게 만들었다. 그중 가장 기억에 남는 날은 기존 출연자였던 이소라, 윤도현, 박정현, 김범수와 새로 합류한 BMK, 김연우, 임재범이 서로의 가창력과 명성을 실력으로 겨루던 날이었다.

첫 번째 순서인 이소라의 노래를 듣는 동안, 노래는 3분간의 연기라는 말이 절로 떠올랐다. 스산한 목소리와 그에 걸맞은 감정이입까지, 이소라의 노래는 가사가 실제 상황인 듯한 착각을 하게 만들었다. 하지만 의사로서는 그렇게 격한 감정을 쏟아내다가는 심장마비도 생길 수 있겠다는 걱정이 들기 시작했다.

BMK의 노래를 들으면서도 마찬가지였다. 열정적으로 노래한 후 "전혀 기억이 없다"던 소감이 진실 그대로 느껴졌다. 그렇게 격한 감정을 짧은 시간 동안에 쏟아내면 그 스트레스가 건강을 해치지 않을까 걱정되었다.

임재범의 '너를 위해'는 내가 좋아하는 노래다. 노랫말의 절절함과 임재범의 거친 목소리가 참 어울리는 노래로 임재범은 이소라의 스산함이나 BMK의 격정과는 또 다른 에너지를 전달해주었다. 정말 비장한 각오로 아끼는 모든 것을 놓고 떠나가는 사람의 아픔이 TV 너머 우리 집 거실까지 전달되었다. '혼신의 힘을 다한다'라는 표현은 바로 이럴 때 쓰는 말인 것 같다.

심혈관 질환을 주로 다루는 내과의사인 나는 훌륭한 노래를 들으면서도 '저렇게 열심히 하다가는 무대에서 심장마비로 쓰러질 수도 있겠다' 하는 걱정이 앞섰다. 가사에 담긴 내용을 짧은 시간 동안 온몸으로 전달해야 하는 가수들의 감정적·신체적 부담은 실로 엄청날 것이다.

의학적으로는 심한 스트레스에 처한 상황으로 얼굴이 붉어지고, 혈압과 혈당이 올라가고, 심장박동도 빨라진다. 심장박동이 빨라지면 심장 근육에 필요한 산소의 양이 많아지고, 심장에 산소와 영양분을 공급하는 혈관인 관상동맥에도 피가 많이 흐른다. 만일 관상동맥에 이상이 있어 필요한 만큼 혈액이 공급되지 않는다면 협심증이나 심근경색증이 발생할 수 있다. 또 뇌혈류에 문제가 있었다면 뇌혈류장애로 인한 뇌졸중, 뇌출혈이 발생할 위험도 증가한다.

모두 그렇지는 않겠지만 가수를 포함한 예술가들이 밤을 새워 일하는 경우가 많다고 들었다. 밤을 새워 일하는 사람들은 아무래도 활성산소의 발생이 많을 수밖에 없다.

심혈관 질환은 심근경색증이나 뇌졸중같이 구체적인 합병증이 생기기 전까지는 뚜렷한 증상이 없다. 자주 피곤하고 손발이 차거나 피곤할 때 손발이 저리는 증상이 있을 수 있으나 많은 사람이 이런 증상들을 "혈액순환이 안 좋아요"라고 하면서 무시한다. 더욱이 일반 직장인들은 직장에서 정기적으로 받는 건강검진이 있지만, 직장에 소속되지 않은 예술가들은 바쁘다는 핑계로 건강검진에 소홀한 경우가 많다. 스스로 건강하다고 생각할 뿐이지 실제의 건강상태에 대해서는 알 수 없으므로 항상 주의해야 한다.

기우가 사실이 되었네

〈나는 가수다〉 프로그램을 시청하며 지나친 스트레스 때문에 출연진의 건강을 해칠까 우려했던 그 다음 주에, 임재범이 "40도 이상의 고열로 고생한다, 일주일 동안 잠을 3시간 이상 자보지 못했다"고 고백했다. 또 혼신을 다해 노래를 끝낸 후에는 나머지 공연은 함께 하지 못하고 병원에 갔다고 했다.

스웨덴 사람들은 왜 피곤하지 않을까

스트레스는 면역기능을 감소시킨다. 스트레스가 많을 때 나오는 부신피질호르몬이 면역기능을 감소시켜 외부에서 침입하는 균을 제거하는 능력을 약화시킨다. 따라서 감기, 독감, 편도선염, 폐렴 등 감염성 질환에 걸리기 쉽고, 치료를 해도 잘 낫지 않으며, 치료가 끝난 후에 재발도 쉽다.

피로 해소법은 물론 잘 먹고 잘 쉬는 것이다. 스트레스 때문에 혈액에 스트레스호르몬의 농도가 높아진 것이므로 스트레스가 없어지면 면역반응도 개선되기 때문이다. 하지만 스트레스를 전혀 받지 않고 사는 것은 불가능하다. 따라서 스트레스를 잘 다스리는 것이 최선의 방법이다. 상황을 즐기는 긍정적인 감정은 심한 육체적·감정적 스트레스 상황에서도 긴장을 이완시키는 효과가 있어 자연히 심각한 혈관 합병증의 위험을 낮출 수 있다.

방송에서 임재범은 "연습을 많이 했으며 자학하는 스타일"이라고 말했다. 그러나 먹지도 자지도 않고 지쳐 쓰러질 때까지 열심히 하면 건강을 유지할 수 없고, 그러면 좋아하는 일도 할 수 없다. 일을 하면 스트레스를 받기도 하지만 내가 할 수 있는 일이 있으니 행복한 것 아닐까? 좋아하는 일을 오랫동안 하기 위해서는 건강을 유지해야 한다.

당뇨병을 얻은
자영업자의 피로

45세 남성인 조남호 씨는 건강검진에서 당뇨병이 발견되어 병원을 찾았다. 은행에 다니던 조남호 씨는 3년 전 명예퇴직을 하고 2년 전부터 편의점을 운영하고 있었다. 24시간 하루도 쉬지 않는 편의점의 특성상 주간에는 아르바이트 직원과 부인이 번갈아 근무하고 야간에는 조남호 씨가 근무한다고 했다. 2년간 거의 휴식시간 없이 밤과 낮이 뒤바뀐 생활을 하고 있었다. 더욱이 몸은 피곤하지만 체중은 계속 늘어 2년 동안 7킬로그램이 불었다. 키 171센티미터에 몸무게는 83킬로그램이었으며 체질량지수 27로 비만이었다.

검사 결과 혈압은 140/90mmHg로 경계 수준의 고혈압이었다. 공복혈당은 175mg/dL, 공복 인슐린은 32IU/L이었으며 인슐린은 분비되지만 인슐린에 대한 민감성이 거의 없는 성인형 당뇨병이었다. 총콜레스테롤은 276mg/dL, 나쁜 콜레스테롤인 LDL 콜레스테롤은 198mg/dL, 중성지방은 675mg/dL로 매우 높았고, 좋은 콜레스테롤인 HDL 콜레스테롤은 29mg/dL로 매우 낮았다. 또 혈액 내 활성산소의 농도가 매우 높았다. 진단 결과 조남호 씨는 대사증후군이었다.

밤에 일하고 낮에 자는 생활이 가장 큰 스트레스였고 새로 시작한 사업도 커다란 스트레스로 작용했다. 또 운동을 전혀 하지 못하

고 편의점에서 고열량 고지방 인스턴트식품으로 식사를 해결한 것
도 활성산소를 높이는 원인이었다. 조남호 씨에게는 야간근무 틈틈
이 할 수 있는 스트레칭을 권했다.

검사 후 조남호 씨는 아침에 일어나면 집 근처에서 30분 정도 산
책을 시작했다. 식사는 집에서 자연식으로 만든 도시락을 싸 가지고
다녔고, 간식도 집에서 준비한 채소 스틱으로 해결했다. 그뿐만 아
니라 인슐린의 민감성을 개선하는 당뇨약을 복용하기 시작했다. 생
활습관을 바꾸고 약물치료를 하면서 조남호 씨는 서서히 체중이 줄
고 혈당과 혈압이 정상으로 유지되면서 피로가 사라졌다.

✚

대사증후군에 시달리는
주부의 피로

53세 가정주부인 한영숙 씨는 두통 때문에 병원을 찾았다. 1년 전에
폐경을 맞았고 2~3년 전부터 체중이 늘기 시작해 현재 키 157센티
미터에 몸무게 63킬로그램으로 비만한 편이었다. 최근 국민건강보
험공단에서 시행한 혈액 검사에서 지방간과 고혈압 그리고 고지혈
증이 발견되었다고 했다.

진료 결과 고혈압이 있고, 어깨와 목 근육의 경직이 매우 심했다.
혈액 검사에서는 고지혈증, 활성산소의 농도가 매우 높았다. 한영숙
씨가 호소하는 두통의 일차 원인은 목 근육과 어깨 근육의 경직에

의한 근육통과 통증 부위를 중심으로 퍼져나가는 방사통인 듯했다. 또한 고혈압과 고지혈증이 항상 머리가 무거운 증상의 원인일 것으로 진단됐다. 게다가 혈액 중 활성산소의 농도가 매우 높아 산화성 스트레스가 근육경직을 악화시켰을 가능성이 있었다.

한영숙 씨는 두통을 호소하며 병원에 왔지만 더 중요한 문제는 대사증후군이었다. 대사증후군은 한마디로 비만이 원인이 되어 고혈압, 고지혈증, 당대사장애 등의 문제가 있는 질병을 의미한다. 세계보건기구의 기준에 따르면 다음 5가지 항목 중 3개 이상 해당되면 대사증후군이라고 진단한다.

1 허리둘레가 남자 102센티미터, 여자 84센티미터 이상인 경우.

2 고혈압이 있는 경우.

3 중성지방이 150mg/dL 이상인 경우.

4 HDL 콜레스테롤이 남자 40mg/dL, 여자 50mg/dL 이상인 경우.

5 공복혈당이 110mg/dL 이상인 경우.

대사증후군은 조기에 발견해 잘 치료하면 건강을 유지할 수 있으나, 치료 시기를 놓쳐 당뇨병, 심혈관 질환과 같은 합병증이 발생하면 치명적인 심혈관 질환과 신장기능장애까지 발생할 수 있다. 따라서 조기치료와 생활습관 개선이 필요하다.

대사증후군은 특히 갱년기 여성들에게 위험하다. 갱년기에 들어서면 여성호르몬의 분비가 감소하기 때문이다. 여성호르몬은 심혈관 질환과 고지혈증 발생을 방지하는 효과가 있는데, 갱년기에 여성호르몬의 농도가 급격히 감소하면 대사증후군, 심혈관 질환과 고지혈증 발생 위험이 증가한다. 또 갱년기 전후에 경험하는 우울증은 탄수화물과 단 음식을 선호하는 식사장애를 유발하고 육체적 활동을 줄여 비만의 원인이 된다.

아이들이 크면 엄마의 손길이 필요한 부분이 적어지고, 엄마들이 가족을 위해 해야 하는 육체적 활동도 상대적으로 줄어든다. 또 남편과 아이들이 집 밖에서 식사하는 경우가 많아져 엄마는 혼자 밥을 먹게 되는데, 이때 제대로 된 식사를 하지 않고 남은 음식을 모아 대충 때우고 만다. 특히 탄수화물 위주의 식사는 인슐린 저항성을 증가시키고 대사증후군의 발생 위험을 높인다.

예방은 가장 중요한 치료다. 대사증후군을 예방하기 위해서는 균형 있는 식단으로 소식하며 육체활동을 늘리는 것이 가장 중요하다.

✚

걸어다니는 종합병원
은퇴생활자의 피로

최근 진료실을 찾은 이한섭 씨는 63세 남성으로 2년 전에 35년간 다니던 직장에서 퇴직했다. 퇴직 후에는 등산으로 소일하면서 건강관리를 열심히 해왔는데 두 달 전부터 어지럼증이 생겨서 병원에 왔다. 키 170센티미터에 몸무게는 53킬로그램으로 체질량지수

17.6인 저체중이었다. 혈압이 95/60mmHg로 낮은 편이었고 가끔 85/55mmHg까지 내려가는 경우도 있다고 했다. 이한섭 씨는 병원을 찾기 약 6개월 전 협심증 때문에 관상동맥을 넓혀주는 스텐트 시술을 받았고, 그후 육류를 섭취하지 않고 현미밥과 채소 그리고 견과류를 주로 섭취하고 있었다. 이한섭 씨의 식사 일기를 바탕으로 계산한 하루 섭취 총열량은 약 900칼로리 정도로 60대 남성에게 권장되는 1800칼로리의 2분의 1 정도였다. 혈액 검사에서 총콜레스테롤, 요산, 인이 모두 정상 기준치보다 낮았다.

65세 여성인 나애심 씨는 40년간 교사생활을 한 후 2년 전 퇴직하고 손자를 돌보고 있었다. 최근 건강검진에서 고지혈증, 당뇨병 의심으로 진단받고 병원을 찾았다. 키 156센티미터, 몸무게 72킬로그램이었다. 체질량지수는 29.6으로 비만한 체격이었다. 혈압은 140/90mmHg로 고혈압이 의심되었다.

나애심 씨는 고기류는 거의 섭취하지 않고 가장 좋아하는 음식이 밥과 떡이라고 했다. 몸에 좋다는 매실청은 음료수로 마실 뿐만 아니라 모든 요리에 활용하고 있었다. 나애심 씨의 하루 섭취 열량은 1800칼로리 정도로 60대 여성에게 권장되는 1500칼로리보다 약 20퍼센트 많았다. 혈액 검사를 해보니 총콜레스테롤 280mg/dL, LDL 콜레스테롤 174mg/dL, 중성지방 459mg/dL이었다.

이한섭 씨는 하루 식사의 총량이 너무 적어서 영양실조에 가깝다. 특히 식사 중 단백질 함량이 부족하다. 영양실조는 면역기능을 저하시켜 세균이나 바이러스 감염에 취약해지고, 혈액 내에 원인 없는 염증상태가 지속되어 관상동맥 질환이나 뇌혈관 질환의 위험성을 증가시킨다. 특히 이한섭 씨와 같은 저혈압 환자는 미세혈관 질환의 위험이 더욱 증가하게 된다. 단백질 섭취가 부족하면 팔다리 근육만 약해지는 것이 아니라 혈관 벽 근육도 약해지면서 혈관의 탄력성이 떨어지고 말초혈류는 더욱 악화되는 악순환이 발생한다.

나애심 씨는 섭취하는 음식의 약 90퍼센트 정도가 탄수화물이었다. 아침 식사를 인절미로 시작해 수시로 매실청을 마시고 점심은 김치와 밥, 간식으로는 빵을 즐기고 저녁 식사는 샐러드로 한다고 했다. 그러나 샐러드는 매실청을 듬뿍 넣은 소스로 버무리고 과일, 고구마, 옥수수와 함께 먹었다. 매실청과 같이 설탕에 재워서 발효시킨 음식들을 흔히 건강식이라고만 생각하기 쉬운데, 이런 음식에 들어 있는 설탕은 형태만 액체로 변했을 뿐 설탕의 당분은 그대로 간직하고 있다. 또 인절미를 비롯한 떡은 흡수가 매우 빠르고 혈당을 급속히 올린다. 이렇게 혈당이 오르면 혈당을 떨어뜨리기 위해 인슐린이 분비되는데 이 인슐린은 고지혈증, 비만의 원인이 된다.

고기를 적게 먹어야 오래 산다는데 고기를 먹지 않는 이한섭 씨도 나애심 씨도 건강에 이상이 있었다. 그들의 식이요법에 문제가 있다면 과연 무엇이 건강한 식사법이고 무엇을 골고루 먹어야 할까.

고기를 적게 먹으면 오래 산다는 것은 주로 서양의 연구 결과다. 고기를 주식으로 하는 서양의 식단과 밥을 주식으로 하는 우리나라의 식단은 다르다. 서양 사람들이 고기를 먹지 않아야 오래 산다고 말하는 것은 고기와 함께 섭취하는 지방과 단백질이 필요 이상으로 많기 때문이다. 우리 식단에서는 두부, 달걀흰자, 기름기를 뺀 수육으로 단백질을 충분히 보충하는 것이 좋다. 단백질 섭취량을 하루 열량의 20퍼센트 정도로 늘리면 근육량이 늘어나서 대사증후군 발생 위험을 줄일 수 있다.

Chapter 4

피로는
나이에 따라
다르게
찾아온다

✚

20~30대의 피로
제대로 먹고 더 움직여라

체중은 늘고 체력은 바닥인 사회 초년생

29세 회사원인 이성식 씨가 피로를 호소하며 내 진료실을 찾았다. 대기업에 근무하는 이성식 씨는 키 190센티미터에 몸무게 106킬로그램인 거구였다. 직장에서 하루 세끼를 다 먹고, 아침 9시부터 밤 11시까지 근무하는 생활이 반복되며, 주말에도 대부분 회사 일과 관련된 활동을 하기 때문에 운동할 시간이 전혀 없다고 했다. 지금의 직장에 입사한 후 1년 동안 16킬로그램 정도 체중이 늘었고 푹 자거나 쉬어도 풀리지 않는 만성 피로가 계속되었으며, 최근에는 발기부전이 있어 건강에 무슨 문제가 생긴 건 아닌지 걱정된다고 했다.

이성식 씨는 검사 결과 심한 복부비만이 있었고, 혈액의 점도가 매우 높았다. 세포기능 검사를 이용해 신체 나이를 측정한 결과 80대로 확인되었다. 또 혈관의 탄력을 기본으로 한 혈관 나이는 38세였다. 이성식 씨는 병원을 찾았을 당시 세포외액이 53퍼센트였고 세포내액이 47퍼센트로 수분 균형에 이상이 발견되었다. 갑자기 불어난 체중으로 활성산소와 같은 노폐물이 증가해 세포가 손상되고 그 결과 세포로부터 수분 유출이 생겼을 것이다.

일반적으로 이성식 씨와 같은 경우는 채소 위주의 소식, 햇빛 보고 운동하기, 빠르게 걷기, 회사 일과 개인 생활의 조화 등을 먼저 처방하지만, 이 씨는 빠른 치료 효과를 위해 혈액정화 치료를 원했다. 혈액정화 치료 후 혈관 나이는 31세로 감소했고, 만성 피로와 발기부전 증상이 개선되어 집중력과 운동능력이 향상되었다. 3개월 후, 체중의 변화는 없었지만 근육 1.5킬로그램이 증가하고 체지방 2킬로그램이 감소했다. 신체 나이는 30대로 개선되었고, 세포외액과 세포내액의 균형도 정상으로 유지되었다. 물론 발기부전도 깨끗하게 해소되었다.

젊은 직장인들은 아침부터 밤까지 직장에 얽매여 있는 경우가 많고, 대부분 컴퓨터 앞에 앉아서 일하기 때문에 육체적 활동이 매우 적다. 더구나 직장에서 보내는 시간이 길어 개인 생활이 적고, 직장

스웨덴 사람들은 왜 피곤하지 않을까

에서 생기는 각종 스트레스를 해결할 시간적·정신적 여유도 없다. 야근이 많아 칼로리가 높은 야식을 먹는 일이 잦고, 동료와의 회식이 거의 유일한 휴식이다 보니 직장에 들어간 지 1~2년 만에 10킬로그램 이상 체중이 불어난 직장인들을 자주 만나게 된다. 이들은 체중은 늘었지만 체력은 감소해 심하게 피로를 호소한다.

"젊을 때는 돌도 소화시킨다"고 하지만 다 옛날이야기다. 요즘처럼 육체활동이 적은 때는 젊은 나이라 하더라도 음식으로 섭취한 에너지를 다 쓰기는 역부족이다. 이성식 씨와 같은 급격한 신체 변화를 겪지 않으려면 미리미리 좋은 생활습관을 갖는 것이 좋다. 평소 소식하고 과식과 과음을 피하면서 엘리베이터보다는 계단, 자가용보다는 대중교통을 이용하고, 야식으로 튀긴 닭이나 피자보다는 과일과 채소를 먹는 습관을 들이길 권한다.

건강한 몸매를 망치는 식이요법

변호사인 김사랑 씨는 31세 여성으로 출근길에 어지러워 쓰러질 듯한 증세가 있어 병원에 왔다. 최근 앞가슴에 통증이 자주 있고 손발이 저린 증상이 있었다. 몹시 야위었고 양 눈이 움푹 들어가 있었으며 피부가 매우 건조했다. 진료 당시 혈압은 80/60mmHg였고 맥박이 분당 127회로 매우 빨랐다. 검사 결과 철결핍성 빈혈이 있었고, 체성분 검사에서 체수분이 정상에서 5킬로그램이나 부족했다. 체질량지수가 16으로 정상지수인 18~23보다 매우 낮았다. 김사랑 씨에게 "가슴 통증, 빠른 맥박, 손발 저림 등의 증상은 만성 탈수증에 의해 발생했고, 현재의 증상은 수액치료로 일시적으로 개선할 수 있으나 장기적으로 건강을 유지하기 위해서는 규칙적이고 균형 잡힌 식사가 꼭 필요하다”고 설득했다. 하지만 김사랑 씨는 식사량이 많은 편이고 현재도 체중이 많이 늘어 있는 상태이므로 체중을 늘리고 싶지 않다고 했다.

불과 20~30년 전만 해도 얼굴과 몸매가 통통한 여성들은 ‘부잣집 맏며느릿감’이라는 말을 들었고, 지나치게 야윈 여성은 성격이 모가 났거나 가정을 이끌기에 체력이 부족할 것이라 생각하는 경향이 있었다.

그러나 언제부터인가 날씬한 사람을 선호하기 시작하더니 이제는 강박적으로 날씬하다 못해 아주 마른 몸매를 선호한다. TV에 나오는 걸그룹이나 패션 화보에 나오는 모델들을 보면 거의 병적인 저체중증으로 생각되는 사람이 적지 않다. 외국의 유명 모델들 중에서 거식증으로 사망하거나 우울증으로 자살했다는 가슴 아픈 뉴스가 드물지 않게 들리더니, 이제는 반대로 체질량지수가 18 이하인 모델들은 무대에 세우지 않기로 했다는 뉴스도 전해진다.

과식과 비만은 건강의 적이다. 과식을 하거나 열량을 과하게 섭취하면 몸속에 지방 축적을 증가시키고 혈액 내 지방 농도를 증가시켜서 고지혈증을 유발한다. 고지혈증은 혈관이 막히는 원인이다. 따라서 비만은 혈관 질환을 일으키고 심근경색증, 뇌졸중과 같은 치명적인 합병증을 발생시킬 수 있는 준 질병상태로 간주할 수 있다.

반대로 장기적으로 지나치게 열량을 제한하는 식이요법도 건강에 심각한 문제를 초래한다. 근육과 체지방이 정상 이하로 감소하면 우리 몸에서 꼭 필요한 세포의 재생산이 느려지고 혈관을 이루고 있는 세포와 근육도 약해진다. 따라서 말초혈류가 감소하고 수족냉증과 기립성 저혈압(일어날 때 혈압이 낮아져 어지럽고 때로 쓰러지는 상태)이 발생한다. 또 빈혈, 탈모, 피부건조증과 같은 증상도 발생한다. 더 진행하면 면역기능이 감소해 각종 감염성 질병도 생긴다. 또한 지나친 식이요법은 우울증을 초래하고 이에 따른 자살 위험도 높아진다.

아무리 날씬한 몸매를 선호하는 시대라도 건강한 심신에서 나오는 빛나는 아름다움과는 비교할 수 없다. "밥맛이 곧 살맛"이라고 한다. 따뜻한 밥 한 숟가락이 입안에 들어왔을 때 느끼는 행복과 여유를 가질 수 있게 되길 바란다. 몸과 마음이 건강해야 일과 사랑 그리고 인생 그 자체가 오롯이 내 것이 되지 않겠는가.

✚

30~40대의 피로
대사증후군을 부르는 생활습관

주부를 피로하게 하는 비만

성미영 씨는 37세 가정주부다. 피로한데도 밤에는 숙면을 취하지 못하고 낮에는 항상 졸리는 증상이 계속되어 병원을 찾았다. 초등학생인 두 아이의 엄마 성미영 씨는 출산 후 지금까지 체중이 약 20킬로그램 증가했고 출산 이후에 종합검진은 해보지 않았다고 했다. 검사 결과 키는 159센티미터고 체중은 67킬로그램이었으며 혈압은 정상이었다. 허리둘레는 90센티미터였고 체성분 검사에서 체중의 31퍼센트가 체지방이었다. 혈액 검사에서 총콜레스테롤과 중성지방이 높았고, 공복혈당이 115mg/dL로 높았다. 전형적인 대사증후군 증상이었다.

성미영 씨는 떡과 빵을 즐겨 먹었고, 매끼 국이나 찌개를 곁들였다. 늘 피곤해 최소한의 가사노동을 제외하곤 전혀 운동을 하지 않았고 가장 즐기는 여가활동은 텔레비전 시청이었다.

대사증후군의 원인은 잘못된 식습관과 생활태도라고 할 수 있다. 떡을 즐기는 성미영 씨는 탄수화물 섭취가 지나치게 많은 편이었고, 국과 찌개를 많이 먹어 나트륨 섭취도 매우 높았다. 아직 당뇨병으로 진단할 정도는 아니지만 잘못된 식습관과 운동 부족이 장기간 지속되면 당뇨병이 발생할 위험이 있었다. 종합해볼 때 성미영 씨가 느끼는 피로의 원인은 체중증가, 고지혈증과 운동 부족으로 인한 혈액순환 장애로 진단할 수 있었다.

대사증후군의 예방과 치료에는 식이요법과 생활습관 개선이 가장 중요하다. 식사를 균형 있게 하고 육체활동을 늘려야 한다. 대사증후군을 예방하기 위해서는 다음과 같은 생활수칙을 지키는 것이 바람직하다.

1 세끼 식사를 규칙적으로 한다.

2 한 끼 식사는 현미와 콩이 들어간 잡곡밥 2/3공기 정도가 좋다.

3 살짝 데친 나물을 싱겁게 간해 먹는다. 나물은 장에서 노폐물을 제거하는 중요
한 역할을 한다. 또 채소의 섭취량을 최대로 늘릴 수 있는 좋은 방법이다.

4 두부, 생선, 고기, 달걀흰자 등을 번갈아 매끼 챙겨 먹는다.

5 양념이 진한 음식은 양념을 제거하고 먹는다. 양념은 밥도둑일 뿐만 아니라 설
탕, 기름, 소금의 함량도 매우 높아서 건강의 적이다.

6 전, 튀김, 부침 등 칼로리가 매우 높은 음식들은 자제한다.

7 국, 탕, 찌개, 물김치, 동치미와 같은 국물을 적게 먹는다. 국물에는 소금과 설
탕이 많기 때문이다.

8 가능한 한 대중교통을 이용하고, 아침저녁 맨손체조와 같은 생활 속 운동으로
육체활동량을 증가시킨다.

40대 그 남자는 왜 못 걸었을까

한기춘 씨는 43세 남성으로 최근 걸을 수 없을 정도로 무릎이 붓고
아파서 종합병원을 찾았다가, 무릎에 통풍이 생겼고 거기에 세균
이 감염되어 세균성 관절염이 발생했다는 진단을 받았다. 급히 입
원해 항생제 치료와 통풍 치료를 받고 무릎에서 고름을 제거한 후
퇴원했다고 했다.

한기춘 씨는 5~6년 전 사업을 시작해 일주일에 4~5회 이상 술
을 마시고 주말에도 쉬지 못하는 생활을 하고 있었다. 사업을 시작
한 후 체중이 약 10킬로그램 증가했고, 통풍이 주기적으로 생겼으
며, 건강검진에서는 비만, 지방간, 고지혈증, 통풍 위험이 발견되었
다. 특히 혈액 검사에서 중성지방의 농도가 1000mg/dL 이상이었

다. 친척인 의사가 심혈관 질환으로 2~3년 안에 쓰러질 가능성이 50퍼센트 이상이라고 해서 병원을 찾게 되었다고 했다.

검사 결과 허리둘레 100센티미터, 혈당 75mg/dL, 총콜레스테롤 215mg/dL, 중성지방 448mg/dL, 좋은 콜레스테롤인 HDL 콜레스테롤 39mg/dL, 요산 9.3mg/dL로 높았고 혈압은 정상이었다. 한기춘 씨는 전형적인 대사증후군이었다. 여기에 혈청의 요산 농도가 매우 높은 고요산혈증이 있고 통풍이 같이 발생한 상태였다.

한기춘 씨의 대사증후군과 통풍은 잦은 음주와 불규칙한 식생활에서 비롯된 생활습관 질환이다. 음주와 고지방 고열량 식사를 하면 체중이 증가하고, 과도하게 섭취한 열량에 따른 혈당 증가를 해결하기 위해 인슐린 분비가 많아지며, 결국 체지방이 증가하고 고지혈증이 발생하게 된다. 여기에 술안주로 섭취한 고지방 고열량 음식은 혈중 콜레스테롤 농도를 직접 높이고, 술은 섭취한 음식물을 주로 지방으로 축적하는 효과가 있어 음주는 비만과 고지혈증을 더욱 악화시킨다.

우리나라 회식에서 가장 흔히 먹는 메뉴인 삼겹살과 술은 비만과 고지혈증의 원인인 동시에 통풍의 원인이기도 하다. 요산은 쇠고기나 돼지고기 같은 붉은색 고기에 포함된 푸린(purine)이 대사되어 나오는 물질이다. 통풍은 음식물을 많이 섭취해 요산이 너무 많이 생성되거나, 요산 배설이 잘 안 되는 경우에 발생한다. 대부분의 통풍 환자들은 푸린 대사 이상과 함께 요산이 많이 들어 있는 음식물을 과하게 섭취한다는 진단을 받는다. 술은 푸린 대사를 방해하

스웨덴 사람들은 왜 피곤하지 않을까

므로 요산이 많은 음식을 섭취하고 술을 마시면 통풍을 부추기는 것과 다름없다.

한기춘 씨는 삼겹살을 곁들인 음주가 많았던 것으로 보아 푸린 섭취 과다와 푸린 대사 이상이 복합적으로 존재할 거라 생각되었다. 한기춘 씨와 같은 생활습관을 지닌 사람은 기본적으로 올바른 식이요법과 체중조절부터 시작해야 한다. 또 이러한 기본적인 치료만으로 몸이 정상상태가 되기에는 시간이 많이 필요하므로 적절한 약물치료가 필요하다.

한기춘 씨는 고지혈증이 매우 심하고 경동맥 초음파 검사에서 동맥경화증과 혈전이 의심되었다. 또한 미국심장학회의 기준에 따라 심혈관 질환의 발생 위험을 계산한 결과 10년 안에 발병할 확률이 12퍼센트였다. 더군다나 가족이 모두 고지혈증인 가족력이 있고, 중성지방 농도가 매우 높아서 혈액정화 치료를 병행했다.

치료 결과 치료 전후 총콜레스테롤은 215→115mg/dL, 중성지방은 448→298mg/dL, LDL 콜레스테롤은 91→46mg/dL, 요산은 9.9→7.8mg/dL로 감소했고, 치료 전에 보인 관절통과 보행장애도 즉시 개선되었다.

50~60대의 피로
나이 들어도 필요한 성장호르몬

50대 소녀는 왜 피곤했을까

남보라 씨는 50대 초반의 유명한 패션 디자이너로 호리호리한 몸매에 긴 생머리, 소녀 같은 미소, 나무랄 데 없는 외모의 소유자다. 50대 초반이지만 40대 초반이라고 해도 믿을 만큼 젊어 보이는 그녀는 지난 수년간 성공적으로 사업을 이끌어왔고, 최근 사업을 확장하면서 피로가 누적되어 병원을 찾았다.

남보라 씨는 피곤이 풀리지 않고, 손발이 차고, 눈이 답답하며, 숙면을 취하지 못하는 증상이 있었다. 최근 1~2년은 생리가 불규칙하고 양이 매우 적었다. 특히 근래에는 채소와 과일을 먹으면 설사와 복통이 반복되어 거의 먹을 수 없었다. 나이는 50대 초반, 외모는 40대 초반이지만 남보라 씨가 호소하는 증상만으로 보면 60대 같았다. 검사 결과 고지혈증이 있었고, 여성호르몬과 성장호르몬이 매우 감소된 상태였으며, 세포의 기능과 혈관의 탄력성이 60대로 확인되었다. 말초혈액순환도 매우 좋지 않았다. 또 활성산소의 농도가 정상의 2배 이상으로 매우 높았으며 혈액 내 비타민 D 농도도 매우 낮았다.

남보라 씨의 경우 갱년기 증상이 시작되었고, 과로 때문에 활성산소의 농도가 증가했지만 과일과 채소 섭취가 적어서 활성산소를 배출하는 능력이 매우 감소된 상황이었다. 갱년기를 겪으면 여성호르몬뿐만 아니라 성장호르몬의 농도도 급격하게 감소한다. 성장호르몬은 근육의 양을 유지하고 심혈관 질환의 발생을 억제하면서 우울한 기분을 방지하는 효과가 있다. 성장호르몬이 부족하면 피로하고 근육량이 감소하고 복부비만이 증가한다. 남보라 씨도 여성 갱년기와 함께 성장호르몬 부족으로 인한 체력 감소가 의심되었다.

성장호르몬 보충치료는 근육을 증가시키고 콜레스테롤을 감소시키는 효과가 있다. 또한 현대인들은 주로 실내에서 생활해 비타민 D 보충치료를 받기도 한다. 비타민 D는 햇볕을 쬐면 피부에서 생성된다. 비타민 D는 뼈를 튼튼하게 유지하기 위해 꼭 필요하며, 비타민 D가 부족하면 기운이 없고 우울증이 생기면서 수면 장애가 발생하기 쉽고 심혈관 질환 발생 위험이 4배나 증가한다.

젊음과 건강을 유지하기 위해 몸 구석구석 혈액 공급이 원활해야 한다는 것은 누구나 아는 상식이다. 남보라 씨는 여성호르몬, 성장호르몬 보충치료와 함께 비타민 D 보충치료를 시작했다. 또 활성산소를 제거하고 고지혈증을 치료하기 위해 비타민과 미네랄 그리고 식이섬유가 풍부한 채소와 과일의 섭취가 필요했다. 그러나 남보라 씨의 장이 예민하기 때문에 유산균을 장기간 복용하면서 채소는 익혀서 소량씩 섭취하고, 과일도 소량으로 시작해 서서히 섭취량을 늘리기로 했다. 남보라 씨는 치료 시작 일주일 후부터 수면 장애와 피로가 개선되고 6개월 후에는 성장호르몬 농도가 정상으로 유지되어 성장호르몬 치료를 중단할 수 있었다.

뚜렷한 증상 없이 찾아오는 남성 갱년기

심중섭 씨는 60세 남성이다. 최근 1년 정도 기운이 없고, 체중은 변하지 않는데 배가 나오고, 잠을 제대로 잘 수 없고, 집중력과 기억력이 나빠졌으며, 특히 성욕이 전혀 없었다. 외국계 기업의 중역으로 일하는 심중섭 씨는 3년 전부터 고지혈증이 발견되어 고지혈증 치료제를 복용하던 중이었다.

심중섭 씨의 증상은 전형적인 남성 갱년기 증상이다. 여성은 갱년기에 여성호르몬이 급격히 감소하고 월경이 중단되는 확실한 증상이 있지만 남성은 뚜렷한 증상 없이 갱년기가 찾아온다. 여성의 갱년기는 40대에서 50대 초반에 시작해 개인 차이를 고려하더라도 평균 2~3년 정도 지속되지만, 남성의 갱년기는 여성보다 시기가 다소 늦고 기간은 더 길다. 갑자기 외모에 관심이 많아지고, 남성의 로망인 오토바이에 매료되기도 한다. 젊은 여성과의 일탈을 꿈꾸는 심리적인 변화까지 갱년기의 증상이라고 포함시키는 정신의학자들도 있는데, 이 경우에는 남성 갱년기를 시작하는 연령이 40대 정도로 낮아진다.

여성의 갱년기가 여성호르몬의 급격한 감소로 발생하는 것과 같이 남성 갱년기도 남성호르몬의 감소가 주원인이다. 따라서 남성 갱년기를 남성호르몬 부족증으로 인한 남성 노화현상(Androgen Deficiency in the Aging Male)이라고 하며, 영문 철자의 앞자리만 따서 ADAM이라고 한다. 남성 갱년기의 10가지 대표적인 증상은 다음과 같다.

화를 잘 낸다. 수면 장애가 생긴다. 성욕이 감퇴하고, 발기 장애가 나타난다. 근육이 감소하고, 체중이 증가한다. 기억력이 감소한다. 모발이 가늘어지고, 골밀도가 감소한다. 우울감이 나타난다.

남성호르몬은 나이가 들수록 감소한다. 60대에는 전체 남성의 약 20퍼센트, 80대에서는 50퍼센트 이상이 호르몬 감소증을 경험한다. 남성호르몬 농도의 경우 40~50대에는 20대의 약 50퍼센트, 60대에는 20대의 30퍼센트 수준으로 감소하지만, 감소한 호르몬에 대한 반응은 개인차가 크다. 따라서 어떤 사람은 호르몬 농도가 비교적 낮아도 별 증상을 느끼지 않는가 하면, 어떤 사람은 호르몬 수치가 비교적 양호하지만 갱년기 증상을 심하게 호소하기도 한다.

일부 이뇨제, 여성호르몬, 남성호르몬 억제제, 마약 등이 남성호르몬의 농도를 감소시킨다. 비만, 흡연, 과음도 남성호르몬 농도를 감소시키는 원인이다. 또 고혈압, 고지혈증, 당뇨병과 같이 동맥경화증을 유발하는 질환들은 혈관을 손상시키고 혈류를 막기 때문에 각 신체 부위의 기능이 저하된다. 특히 갱년기 남성들이 자각하는 가장 중요한 증상인 발기에 관한 문제들도 말초혈류와 관련이 깊다. 따라서 당뇨병이나 고지혈증이 있는 환자는 발기부전과 기타 갱년기 증상을 호소하는 경우가 더 흔하다. 실제로 중년 남성의 발기부전 원인 중 남성호르몬 부족은 약 10퍼센트 정도지만 당뇨병, 고지혈증, 동맥경화증과 같은 내과적인 질환이 70퍼센트를 차지한다.

남성호르몬 부족증이 의심되면 오전에 남성호르몬의 농도를 검사해 호르몬 부족 정도를 확인해야 하며, 이때 성장호르몬의 농도도 같이 측정하는 것이 좋다. 또 혈관과 혈류 장애를 동시에 치료해 호르몬 균형을 맞추고 혈류를 개선하는 것이 가장 바람직하다.

✛

노년층의 피로
건강보조제보다 스트레스 없는 삶

늙는 이유는 무엇일까

세월이 가면 얼굴에 주름이 생기고 피부, 근육, 뼈를 비롯한 우리 몸의 모든 것이 서서히 변해간다. 과연 우리 몸에서 어떤 일이 일어나 이렇게 변화하는 것일까? 나는 사람이 노화하는 과정을 흔히 아파트에 비교한다. 새로 생긴 아파트는 배관도 튼튼하고 외벽이나 실내 장식이 모두 반짝반짝 빛난다. 그러나 세월이 가면 외벽의 페인트가 떨어져 나가고 색이 변하는 것이 피부가 변하는 것과 같다. 싱크대, 화장실 세면대, 문짝들이 말썽을 부리니 사람의 근육과 뼈가 약해지는 것과 마찬가지다. 세월이 더 흐르면 배관에 말썽이 생겨 수도관이나 하수관이 녹슬고 막히는데 마치 사람에게 혈관 질환이 생기는 것과 유사하다. 아파트는 무생물이니 시간이 가면서 먼지도 앉고 마모되어 녹스는 것이 당연한 이치지만 생물인 사람의 몸은 왜 늙어가는 것일까?

그것은 우리 몸의 세포와 조직이 매일 새로 생겨나고 또 죽어서 분해되는 순환작용과 관련이 있다. 성장기에는 우리 몸을 구성하는 세포와 조직들 중 새로 생기는 양이 늙어서 소멸되는 수보다 많고 빠르다. 따라서 몸속에서 만들어지는 노폐물의 양이 적다. 그러나 성장기가 지나면 새로 생기는 세포나 조직의 양이 줄고, 늙어서 소멸되는 노폐물의 양은 늘어난다. 이러한 노폐물들은 대부분 단백질로, 정상적인 단백질 분해작용을 통해 분해되고 몸 밖으로 배출되어야 한다. 그러나 이러한 노폐물들의 양이 점점 많아지면 단백질이 변질되고, 정상적인 단백질 분해작용으로도 분해되지 않고 몸속에 쌓이게 된다. 이렇게 분해되지 않는 노폐물이 피부 밑에 축적되면 피부의 탄력이 떨어지고 피부색이 칙칙해진다. 또한 혈관에 쌓이면 동맥경화가 발생하고, 근육에 쌓일 경우 정상 근육량이 줄어들어 근육의 탄력이 감소한다. 특히 당뇨병이나 고지혈증이 있는 사람은 이러한 노폐물이 일반인보다 더 많이 생성된다. 또 만성 신부전증이나 만성 간 질환이 있는 사람 역시 이런 노폐물의 분해와 배설에 장애가 있어 일반인보다 더 많이 축적된다.

나이가 들면 적게 먹는 소식이 좋다고 하는데 이는 맞는 말이다. 나이가 들면 노폐물이 자연히 몸속에 쌓이기 마련인데 거기에 과식으로 노폐물을 더 많이 만들 이유가 없다. 따라서 몸에 꼭 필요한 양만 먹으면 노폐물의 축적도 그만큼 줄어들기 때문에 건강하게 오래 사는 데 도움을 준다.

한편 나이가 들면 몸에 꼭 필요한 단백질을 생성하는 기능도 떨어지므로 반드시 단백질을 섭취해야 한다. 단백질은 고기나 달걀과 같은 동물성 단백질과 콩이나 곡식 그리고 채소에 소량 함유된 식물성 단백질, 2가지가 있다. 동물성 단백질은 식물성 단백질에 비해 필수아미노산이 더 많이 함유되어 있고 음식물을 섭취한 후 체내로 흡수되는 효율도 좋기 때문에 꼭 동물성 단백질을 적당량 섭취해야 한다.

그러나 건강보조식품이나 자양강장제, 보신식품을 꼭 먹어야 하는 것은 아니다. 중년이 넘어서면 버릴 것을 먼저 생각하고 가볍게 살아야 하는 시기다.

동안이 장수한다?

올해 79세 남성인 홍장수 씨는 분홍색의 밝은 피부색을 자랑하는 동안이다. 전직 고위 관리인 홍장수 씨는 낙천적이고 권위를 내세우지 않으며 항상 웃는 얼굴인 본받아야 할 어른이다. 수년 전부터 고혈압과 당뇨가 있어 약을 복용하고 있지만 스스로 건강하다고 자신하며 최근에는 백두산까지 다녀올 만큼 노익장을 과시했다.

그러나 경동맥 초음파 검사 결과 경동맥 내벽이 평균 0.17센티미터로 두껍고 일부 구간에서는 혈전이 의심되었다. 또 경동맥 벽이 돌처럼 굳는 석회화도 의심되었다. 경동맥 내벽의 두께가 두꺼울수록 심근경색증이나 뇌경색증의 발생 위험이 높아진다. 혈관 나이도 80세 이상으로 노화현상이 확인되었다.

최근 덴마크 의사들이 70세 이상 일란성쌍둥이를 대상으로 실시한 연구 결과는 동안과 장수의 연관성을 생각하게 한다. 연구 결과 의료진이 외모를 보고 객관적으로 젊다고 지적한 사람들이 상대적

스웨덴 사람들은 왜 피곤하지 않을까

으로 나이가 많이 들었다고 지적한 사람들보다 장수했다. 일란성쌍둥이는 유전적으로 동일한 조건을 지닌 사람들이므로, 수명을 결정하는 데 후천적인 요소가 영향을 미친다는 것을 의미한다.

동안은 여러 가지 요소가 종합적으로 작용해 얼굴에서 풍기는 느낌을 뜻한다. 혈색, 피부상태, 표정 그리고 눈빛이 동안을 결정하는 중요한 요소다. 이런 자연적인 동안의 요소는 화장이나 성형수술로는 꾸밀 수 없는 에너지를 느끼게 한다. 동안이 장수하는 이유는 다음과 같다.

첫째, 피부색은 개인이 가지고 있는 멜라닌 색소의 양에 따라 결정되지만, 혈색은 말 그대로 피부 밑에서 흐르는 혈액의 색을 반영한다. 혈액이 맑고 건강하면 피부색에 상관없이 혈색이 밝고 광택이 난다. 따라서 혈액이 맑고 건강해야 혈색이 맑고 동안이 된다.

둘째, 피부는 촉촉하고 부드러우면서 탄력이 있어야 한다. 자외선이나 바람에 노출되면 피부가 건조해지고 탄력을 잃어 피부 노화가 급격하게 일어난다. 스트레스가 심하거나 질병으로 인한 산화성 스트레스가 많으면 피부가 건조하고 콜라겐 생성이 저하되어 탄력도 줄어든다. 만성 신부전증이나 만성 간 질환 환자에게 피부 건조, 탄력 감소, 피부색이 칙칙해지는 것과 같은 증상이 흔히 나타나는 것도 이와 같은 이치다.

셋째, 긍정적인 생각이 얼굴 표정을 부드럽게 하고, 부드러운 얼굴 표정은 동안을 만든다. 부정적인 생각은 스트레스를 유발하고, 스트레스는 혈압을 올리고 혈액을 탁하게 하며 건강을 해치는 주범이기 때문에 긍정적인 마음으로 사는 것이 중요하다.

넷째, 건강한 사람은 호기심과 의욕이 많고 따라서 반짝이는 눈빛을 가지고 있다. 소년처럼 반짝이는 눈빛이 흐릿한 눈빛보다 건강하고 젊어 보이는 인상을 만드는 것은 당연하다.

나 역시 나이에 비해 동안이 장수한다는 연구 내용에 동의한다. 하지만 홍장수 씨의 경우처럼 동안에 낙천적인 성격을 가진 사람이라도 동맥경화증이 흔히 발병한다는 사실을 잊어서는 안 될 것이다. 따라서 동안이라고 건강을 과신하지 말고 정기적인 검사와 적절한 치료로 건강을 유지해야 한다.

Chapter 5

당신이
피로한
진짜 이유
9가지

하루 이틀 푹 쉬어도 피로가 나아지지 않고 오랫동안 계속되면 장기 피로 혹은 만성 피로라고 한다. 의학적으로는 한 달 이상 피로가 계속되면 장기 피로라고 하고 6개월 이상 계속되면 만성 피로라고 한다. "피로하다" "집중을 할 수 없다" "자꾸 짜증이 난다" "피로해서 말을 할 수 없다" "아무리 잠을 자도 피로가 풀리지 않는다" "소화가 안 된다" "어깨가 무겁다" 등등 사람들이 말하는 피로의 증상은 다양하다. 이렇게 피로가 오랫동안 계속되면 건강에 문제가 있는지 확인해야 한다.

피로는 모든 질병에서 가장 흔한 증상이다. 하지만 피로가 오래 지속될 때는 의사의 도움이 필요한 질병이 있는지 반드시 확인해야 한다. 이 장에서는 피로의 원인인 질병들을 이해하기 쉽게, 9가지로 분류해 설명하려고 한다. 피로의 원인이 되는 질병은 빈혈, 소모성 질환, 자가면역 질환, 심혈관 질환, 만성 폐·간·신장 질환, 호르몬 이상 질환, 대사 장애 이상 질환, 우울증, 만성 피로증후군이다.

✚

<h1 align="center">매일이 피곤하다면
빈혈을 의심하라</h1>

빈혈은 만성 피로의 가장 흔한 원인으로 혈액 중 적혈구가 부족한 질환이다. 적혈구에는 혈색소인 헤모글로빈이 있는데, 이 헤모글로빈은 우리 몸의 세포에 산소를 운반한다. 빈혈이 있으면 세포에 산소공급이 부족해지는데, 산소가 부족하면 세포활동이 감소하면서 피로하다. 헤모글로빈은 철분과 단백질로 만들어지기 때문에 철분이 부족한 철결핍성 빈혈이 가장 흔하다. 주로 여성에게 나타나는데 생리 양이 많거나 지나친 다이어트가 주원인이다. 남성에게는 빈혈이 비교적 드물지만 위염이나 위궤양 혹은 십이지장궤양에 의한 출혈, 장염이나 치질에 의한 장출혈이 원인인 경우가 많다.

27세 대리 운전기사의 피로

아직 찬 기운이 남아 있는 이른 봄날 젊은 청년이 진료실 문을 두드렸다. 얼굴색이 누렇고 진료실로 들어오는 발걸음도 힘겨워 보였다. 대리 운전기사인 김철수 씨는 늘 피로했지만, 밤에 일하고 낮에는 잠을 잘 자지 못했기 때문일 것으로 생각했다고 한다. 2주 전부터는 운전을 하기도 어려울 정도로 피로가 심해지고, 걷거나 계단을 오를 때 가슴이 답답하면서 숨이 찬 증상도 생겼다. 김철수 씨의 얼굴을 보는 순간 심한 빈혈이 있다는 것을 직감하고 눈꺼풀 안쪽부터 살펴보았다. 눈꺼풀 안쪽에는 실핏줄이 많아 빈혈이 없는 건강한 사람은 진한 분홍색을 띤다. 그런데 김철수 씨의 눈꺼풀 안쪽은 핏기를 전혀 찾아볼 수 없었다.

다행히 혈압은 정상이었지만 맥박이 1분에 118회로 매우 빨랐다. 피로 이외의 다른 증상을 물었더니, 최근 약 3개월 정도 간간이 속이 쓰리고, 대변이 검은색이었다가 최근에는 짜장 소스와 같이 검고 묽었다고 했다. 내심 심각한 만성 질환에 의한 빈혈이면 어쩌나 걱정이 되었으나 장출혈이 의심되는 증상을 듣고 마음이 놓였다. 혈액 검사 결과 헤모글로빈이 4.5g/L로 정상 성인 남자 평균의 약 3분의 1 정도로 낮아 철결핍성 빈혈이 의심되었다. 김철수 씨의 경우처럼 위나 장의 출혈에 의한 빈혈은 방치하면 생명을 위협할 정도로 위험하지만 조기에 발견해 치료하면 대부분 완치할 수 있다.

급하게 위내시경 검사와 수혈을 받기 위해 대학병원에 진료를 의뢰했다. 첫 번째 진료 후 약 두 달 뒤에 김철수 씨가 다시 찾아왔다. 내시경 검사로 십이지장에서 출혈하는 궤양을 발견했고, 혈액을 두 봉지 수혈한 후 궤양 치료제도 복용하고 있다고 했다. 첫 번째 내원 때와는 달리 혈색이 좋아 보였다. 피로하고 숨이 찬 증상도 없어졌고 새로운 직장을 찾고 있다고 했다. 십이지장궤양을 치료하면서 출혈이 멈추었고 수혈을 받아서 심한 빈혈은 치료했지만, 출혈 때문에 부족해진 철분을 보충하기 위해 6개월 정도의 빈혈 보충제 치료가 필요했다.

빈혈이 심하면 신체 각 세포에 산소공급이 부족해지고, 세포들이 제 기능을 못해 심한 피로가 발생한다. 이때 심장은 부족한 산소를 보충하기 위해 혈액을 더 많이 내보내야 한다. 따라서 맥박이 빨라지고, 심장 근육의 피로가 증가한다. 김철수 씨의 경우는 수혈, 철분 보충제, 십이지장궤양 치료제를 복용하면서 헤모글로빈 수치가 정상으로 올라가고 피로 증상도 사라졌다.

유학길 발목을 잡은 빈혈의 원인은 다이어트

라일락 향기가 유난히 짙었던 작년 봄, 진료실에 찾아온 이유학 씨는 대학원 졸업을 앞둔 학생이었다. 가을 학기에 미국으로 유학을 떠날 예정이었지만 미국 비자를 받기 위해 신체검사를 했더니 심각한 빈혈이라는 결과가 나왔다고 했다.

빈혈의 원인을 찾기 위해 진료실을 찾은 이유학 씨는 창백한 얼굴에 야윈 몸매의 소유자였다. 그녀는 약 2년 전부터 체중조절을 위해 채소와 견과류 그리고 닭 가슴살 위주로 식사했고, 체중을 10킬로그램 정도 감량해 날씬한 지금의 몸매에 만족한다고 했다. 그러나 최근 1년간 심한 생리불순을 겪고 있었다. 혈액 검사 결과 심한 빈혈과 철분 부족이 발견되었고, 위내시경이나 대장내시경, 부인과 검사에서는 주목할 만한 이상은 발견되지 않았다. 이유학 씨는 늘 피로했지만 학위를 마치기 위해 과로했기 때문이라 여기고 있었다.

이유학 씨는 월경을 통한 실혈도 많은 편이었고, 최근 2년간의 다이어트 때문에 철분과 미네랄이 매우 부족했다. 철분은 주로 음식을 통해 보충하는데, 쇠고기나 돼지고기와 같이 붉은 육류에 포함된 철분이 몸에 가장 잘 흡수되고, 채소나 콩 종류에 포함된 철분은 흡수되기 어렵다. 그래서 이유학 씨와 같이 장기간 다이어트를 하는 경우에는 철분을 비롯한 미네랄과 비타민 섭취가 부족하기 쉽기 때문에 반드시 따로 보충해야 한다.

이유학 씨는 정상적으로 균형 잡힌 식사를 하고 철분보충제를 복용하면서 빈혈이 나아졌고, 피로와 월경불순도 사라져 1년이 지난 후 유학길에 오를 수 있었다.

✚

내 몸을 갉아먹는
소모성 질환

소모성 질환은 마치 집안에 들어온 도둑이 재산을 빼돌려 집안 식구들이 헐벗고 굶주리는 것과 같은 상황이다. 암이나 결핵, 만성 바이러스성 간염, 에이즈와 같은 질환이 대표적인 소모성 질환이다.

암은 돌연변이 세포가 빠르게 자라는 병으로 암세포가 빠른 속도로 자라면서 산소와 에너지를 많이 소모하고 노폐물도 많이 배출한다. 정상 세포들은 빠르게 자라는 암세포에게 에너지와 산소를 빼

앗겨 제 기능을 하지 못해 피로하다. 더욱이 암세포에서 나오는 노폐물은 정상 세포의 생존까지 위협한다. 따라서 암 환자는 피로하고, 입맛이 없고 체중이 감소한다. 백혈병이나 림프종과 같은 혈액암을 비롯해 간암, 폐암과 같은 암들은 대부분 피로와 체중감소를 동반한다.

암과 달리 결핵균은 매우 느리게 자라는 세균이다. 느리게 자라는 만큼 항생제에 대한 반응도 느리다. 합병증이 없는 폐결핵은 적어도 6개월, 신장이나 골수에서 발생하는 결핵은 9개월에서 1년 이상 치료해야 완치될 수 있다.

B형 간염이나 C형 간염과 같은 바이러스에 의한 감염도 바이러스가 간에 침투한 뒤 오랫동안 잠복해 있으면서 서서히 간을 손상시킨다. 우리 몸에 결핵균이나 간염 바이러스가 존재하면, 외부에서 침입한 적을 물리치기 위해 우리 몸의 면역체계가 출동한다. 이런 면역반응은 에너지 소모가 크고 노폐물도 많이 배출하기 때문에 피로, 식욕부진, 미열과 같은 증상이 계속된다.

암은 만성 피로를 부른다

중국음식점을 경영하는 강영희 씨는 만성 피로와 체중감소로 병원을 찾았다. 43세 여성인 강영희 씨는 매우 야위었고, 양쪽 눈두덩이 많이 부어 있었다. 최근 6개월간 체중이 약 7킬로그램 감소했고 식욕이 없었다. 먹는 것에 비해 체중이 너무 많이 줄었고, 과로하지 않았는데도 피로가 점점 심해진다고 호소했다. 여러 병원을 다니면서

 스웨덴 사람들은 왜 피곤하지 않을까

검사했지만 원인을 발견할 수 없었다. 주위에서 신장이 나쁘면 체중이 감소한다는 말을 듣고 신장 정밀검사를 원했다.

강영희 씨가 다른 병원에서 최근 시행한 혈액과 소변 검사에서는 약간의 빈혈을 제외하면 신장기능, 간기능, 콜레스테롤 검사 결과 모두 정상이었다. 강영희 씨의 양쪽 눈두덩에서는 밤톨만 한 딱딱한 덩어리가 만져졌는데, 4년 전에 처음 붓기 시작해 대학병원에서 검사하고 치료했지만 별다른 차도가 없어 1년 전에 치료를 중단했다고 했다. 양쪽 귀밑에서도 손가락 마디만 한 작은 덩어리가 만져졌는데 임파선일 것으로 생각되었다. 복부 초음파에서 간과 신장이 약간 커진 듯 보여 정밀검사를 위해 복부 CT 촬영을 실시했다.

검사 결과에서는 간과 신장에도 암을 의심할 만한 요인이 많고, 복부 임파선들이 모두 확대된 것으로 보아 림프종이 의심되었다. 결국 강영희 씨는 대학병원에서 전문적인 림프종 치료를 받았다.

간염 보균자인 어느 사업가의 피로

47세 남성인 나덕수 씨는 사업가로 매우 바쁘게 활동하고 있었다. 최근 3개월 정도 심한 피로 증상이 있어 병원을 찾았다. 눈자위가 약간 노랗게 보여서 황달을 의심하고 혈액 검사를 한 결과, C형 간염 바이러스가 확인되었고 간기능이 매우 악화되었으며 황달이 나타난 것으로 드러났다.

나덕수 씨는 최근 식욕이 없었고 소변이 유난히 노란 느낌이었다고 했다. 나덕수 씨는 10년 전 C형 간염 보균자로 진단 받았지만 6개월 전 마지막으로 시행한 정기 검사에서는 간기능이 정상이고 C형 간염 바이러스도 비활동성으로 확인되었다.

그러나 최근 6개월간 업무상 술자리와 해외출장이 잦아서 면역기능이 약해졌고, 그 결과 간염 바이러스가 활동하면서 간염이 발생한 것으로 진단됐다. 결국 나덕수 씨는 대학병원에서 C형 간염 치료를 받았다.

✚

내 몸을 공격하는 자가면역 질환은 만성 피로의 원인이다

우리 몸에는 면역기능이 있어 주로 외부에서 침입하는 세균이나 바이러스를 퇴치하는 역할을 한다. 그런데 가끔 내 몸의 일부분을 적으로 인식해 발생하는 질병이 있는데 바로 자가면역 질환이다. 비교적 알려진 질병은 아토피, 루푸스, 혈관류머티즘, 관절류머티즘, 크론씨 대장염, 강직성 척추염 등이다.

아토피는 주로 피부를, 루푸스는 모세혈관을, 관절류머티즘은 주로 작은 관절을, 혈관류머티즘은 작은 혈관을, 강직성 척추염은 척추관절을, 크론씨 대장염은 대장 점막을 공격한다.

세균이나 바이러스같이 외부에서 적이 침입할 때만 면역체계가 작동해야 하는데, 자가면역 질환이 있을 경우 내 몸의 일부를 적으로 인식하고 공격하기 때문에 공격받은 부위가 파괴되고 만성적으로 염증이 생긴다. 그뿐만 아니라 외부에서 세균이나 바이러스가 침입했을 때 정작 싸워야 할 면역기능이 떨어지고 감염성 질환에도 매우 약해진다. 또 만성적으로 염증이 있기 때문에 피로, 미열과 같은 증상이 계속된다.

아토피도 피로해요?

꽤 무더웠던 어느 여름날 진료실을 찾아온 안소철 씨는 33세 남성이다. 그는 긴팔 셔츠로 팔을 가리고 있었고 얼굴이 매우 붉었으며 부어 있었다. 안소철 씨는 어릴 때부터 아토피가 있어 소아과, 피부과, 한의원 등에서 치료를 받은 적이 있으나, 약의 부작용을 걱정해 치료하지 않고 나름대로 식이요법을 하고 있었다.

안소철 씨는 혈액을 필터해 노폐물을 제거하는 혈액정화 치료가 아토피 치료에 도움이 되는지 알고 싶어 했다. 안소철 씨는 의사인 나와 눈을 잘 마주치지 않으려 할 정도로 내성적이었다. 팔에 있는 상처는 보여주었지만 등이나 배 부위는 "얼굴이나 팔에 보이는 것과 같다"고 하면서 보여주지 않으려고 했다. 안소철 씨와 같이 온 아버지는 그가 어릴 때부터 많이 피로해하고 내성적이라며 걱정했다.

아토피도 자가면역 질환이다. 아토피 치료에서 가장 중요한 것은 원인물질을 찾아 그 원인물질에 노출되지 않도록 하는 것이다. 안소철 씨에게도 원인물질 규명을 위한 혈액 검사를 시행했다. 오랜 시간 상담한 결과 안소철 씨는 피부가 붓고 가려운 증상 이외에도 만성 피로, 집중력 저하, 수면 장애가 있었으므로 적극적인 치료가 필요했다.

심한 알레르기 반응을 중단시키기 위해 고용량의 부신피질호르몬을 1회 주사했고, 저용량의 경구용 부신피질호르몬제와 항히스타민제를 처방했다. 또한 과도하게 반응하는 면역세포를 억제하고 정상 면역기능을 유도하기 위해 광선치료를 시도했다.

첫 번째 치료를 받고 2주 후에 병원을 다시 찾은 안소철 씨는 증상이 호전되어 치료에 신뢰를 보였다. 안소철 씨는 일반적인 상식에 따라 쇠고기, 돼지고기, 달걀이나 유제품에 대한 알레르기를 의심하고 피해왔는데, 알레르기 원인물질 검사에서 뜻밖에 육류에는 알레르기 반응이 없고 메밀, 밀가루, 콩, 새우와 게 그리고 집먼지와 진드기에 강한 알레르기 반응이 확인되었다.

아토피는 피부가 건조하고 가려운 증상이 계속되는 질환으로 치료제를 복용하면 증상이 호전되었다가 약을 중단하면 다시 증상이 발현하기를 반복하는 질환이다. 과거 태열로 알려져 있던 질환과 동일하다. 과거에는 아이들이 걷기 시작하는 3~4세가 되면 증상이 저절로 사라지는 것으로 알려져 있었으나, 오늘날에는 사춘기를 지나고 성인이 되어도 여전히 증상이 심한 사람이 많다. 음식, 집먼지, 진드기 등 알려진 원인도 다양하고 대부분의 환자가 안소철 씨와 같이 다양한 음식과 환경물질에 복합적으로 반응하기 때문에 원인물질에 대한 노출을 근본적으로 피하기는 거의 불가능하다. 더욱이 안소철 씨와 같이 심한 증상이 발생하면 원인물질을 제거해도 이미 발생한 심한 과민반응 때문에 증상이 상당히 오랫동안 지속된다. 아토피를 치료하기 위해서는 면역반응 억제제가 반드시 필요하다. 급성기에는 억제제를 많이 사용할 수밖에 없지만 증상이 호전되면 최소한의 용량을 유지하는 것이 장기간 합병증과 약 부작용을 줄이는 데 효과적이다.

아토피를 방치하면 전신의 피부에 발진이 생기고 가렵고 흉터가 생길 뿐만 아니라 염증반응이 계속되기 때문에 피로하다. 또한 가려움증에 불안, 집중력 저하와 같은 신경증적인 문제가 발생한다. 안소철 씨의 경우와 같은 대인기피증 내지는 자신감 부족도 발생한다. 따라서 대부분 소아 시기인 질병 발생 초기부터 적절하고 꾸준한 치료가 필요하다. 그런데 최근 아토피 치료제인 부신피질호르몬에 대한 부작용이 과장되게 알려져 성인 환자와 소아 환자의 부모들이 치료를 기피하는 현상이 있어 안타깝다.

✚

스트레스와 피로는 심혈관 질환을 일으킨다

심장은 장에서는 영양분, 폐에서는 산소를 공급받은 혈액이 전신으로 나갈 수 있도록 펌프질하는 기관이다. 심장은 산소와 영양분이 많은 신선한 피를 전신으로 내보내는 수축과 전신을 돌고 돌아온 혈액을 받아들이는 이완을 반복한다. 심장이 한 번 수축했다가 이완하는 심장박동이 맥박이고, 정상 성인의 맥박은 1분에 60회에서 80회

사이다. 심장에서 동맥혈관으로 나간 혈액은 전신에 영양분과 산소를 공급하고, 신체 각 기관에서 발생한 노폐물을 싣고 정맥혈관을 따라 다시 심장으로 돌아간다. 따라서 심장과 혈관이 튼튼하고, 혈액에 산소와 영양분이 충분해야 건강을 유지할 수 있다.

우리 몸에는 약 60조 개의 세포가 존재하면서 서로 유기적으로 연결되어 있다. 각 세포들은 산소와 영양분을 받아야 생존할 수 있는데 산소는 혈액에 있는 적혈구가 운반하고, 세포에 필요한 영양분은 혈액의 물 성분인 혈장에 녹아 있다. 심장이 약하면 전신으로 가는 산소와 영양분이 부족해져 우리 몸의 모든 세포가 제 기능을 할 수 없다. 만일 심장에 이상이 없어도 혈관이 막히면 그 막힌 부위에는 산소와 영양분이 공급되지 않고, 막힌 혈관을 통해 산소와 영양분을 공급받던 세포는 죽는다. 치명적인 질환인 심근경색증은 심장에 산소와 영양분을 공급하는 관상동맥의 일부가 막혀서 그 부위의 심장 근육이 손상된 병이고, 뇌졸중은 뇌에 있는 동맥이 막혀서 막힌 부위의 뇌세포가 손상된 병이다. 머리카락보다 가는 모세혈관이 우리 몸 구석구석까지 산소와 영양분을 직접 공급하는데 이를 말초혈액순환이라고 한다.

스트레스가 많으면 말초혈액순환이 나빠지고 피로하다. 또 나이가 들면서 혈관 벽에 콜레스테롤과 같은 노폐물이 쌓이는 동맥경화증이 생기면, 말초혈액순환 장애가 발생하고 피로해지며 심근경색증이나 뇌졸중과 같이 치명적인 병이 발생할 위험이 있다.

스웨덴 사람들은 왜 피곤하지 않을까

30대 여사장의 혈관 나이는 70대

37세 여성 사업가인 홍금녀 씨는 두통이 심하고 피로가 계속되어 병원을 찾았다. 2년 전 건강검진에서 고혈압이 발견되었으나 치료하지 않았다. 홍금녀 씨는 최근 2~3년간 사업을 확장하는 문제로 과로했지만, 지나치게 피로한 증상이 1년 이상 지속되었다. 최근 몇 달 동안은 작은 일에도 감당할 수 없이 화가 나고, 심하게 화를 낸 후에는 정신이 아득해지고 피로해 한두 시간 누워서 쉬어야 겨우 업무에 복귀할 수 있었다. 또 밤늦게까지 음주와 접대성 식사가 잦았다.

병원을 찾았을 당시 키 157센티미터에 몸무게 79킬로그램으로 비만이었고 혈압은 190/120mmHg였다. 혈액 검사 결과 고지혈증과 지방간이 발견되었고, 혈관 나이는 70대였다. 또 손톱 밑 말초모세혈관을 현미경으로 관찰한 결과 혈액순환이 거의 보이지 않고 미세 출혈도 의심되었다. 홍금녀 씨는 스트레스와 비만, 고혈압 그리고 혈액순환 장애로 인해 피로가 발생한 것으로 판단되었다. 고혈압과 고지혈증 치료제를 사용하면서 체중을 조절할 수 있도록 식이요법과 운동을 병행한 결과 말초혈액순환이 개선되었고 피로도 감소했다.

피로를 남긴 줄담배 60년과 스텐트 6개

얼마 전 10년 이상 연락을 드리지 못한 오 선생님께서 직접 전화를 하셨다. "그간 연락이 닿지 않아 궁금해하던 차에 TV에서 보니 반가웠다"며 직접 병원을 방문하겠다고 하셨다. 은퇴하신 지 15년이 지났고 80대에 들어선 선생님은 나의 레지던트 시절 은사님이다.

온화한 성품과 신사다운 매너를 갖춘 선생님께서는 당뇨병 치료에 열정적이셨는데, 방송에서 내가 당뇨병에 대해 이야기하는 것을 듣고 더 반가워하신 듯하다.

오 선생님을 대표하는 것은 당뇨병 치료에 대한 열정과 담배다. 언제나 담배를 물고 계셨고 심지어는 진료실에서도 담배를 피우셨다. 주위에서 걱정을 하면 "난 당뇨, 고혈압, 고지혈증도 없고, 담배도 깊이 마시지 않으니 걱정 말라"고 하셨다. 병원을 방문하신 선생님은 온화한 미소, 신사다운 매너를 그대로 간직하고 계셨지만 어딘지 모르게 기력이 약해지신 듯 보였다. 선생님은 3년 전 경동맥이 협착되어 스텐트 시술을 받았고, 작년에는 협심증으로 관상동맥 네 곳에 스텐트 시술을 했으며, 올 1월에도 협심증이 재발해 관상동맥 두 곳에 스텐트 시술을 받으셨다고 했다. 지금은 협심증 증상은 없지만 협심증의 재발을 막는 약을 여러 가지 복용하고 계신다고 했다.

40년 동안 하루 세 갑씩 피우시던 담배는 작년에 협심증으로 스텐트 시술을 받으면서 끊으셨다고 했다. 스텐트 시술 후 6개월 정도 활동을 못했더니 다리 근육이 줄어서 운동도 못하고, 평소에 즐기던 담배도 못 태우고, 밥맛도 없고, TV와 마주하는 것이 하루 소일거리라고 말씀하셨다.

내과의사인 오 선생님은 평소와 달리 피곤하고 기억력이 감소했다는 것을 자각하고, 치명적인 합병증이 발생하기 전에 치료를 받았기 때문에 다행히 후유증까지는 발생하지 않았다. 그러나 스텐트를 6개나 시술 받아 뇌졸중이나 심근경색증과 같은 심각한 합병증은 피했지만, 만성 피로나 운동능력 감소와 같은 증상은 계속되고 있었다. 경동맥과 관상동맥을 막는 동맥경화증은 전신의 모든 혈관에 비슷하게 존재하면서 혈액순환에 장애를 초래하기 때문에 피로와 운동능력 감소가 계속된다.

담배를 깊이 빨아들이지 않으면 담배의 유해물질이 폐 깊숙한 곳까지 전달되지 않아 악영향도 적을 것으로 기대하지만 실제는 그렇지 않다. 담배 연기는 입안에서 이미 점막을 통해 빠르게 혈액 내로 흡수되어 즉각적인 효과가 나타난다. 담배를 즐기는 방법은 다양하다. 코에 넣는 코담배, 입술과 잇몸 사이에 넣고 빨아먹는 담배, 또 연기를 물병에 넣어서 흡입하는 물담배, 가장 일반적인 방법인 입으로 담배를 물고 코로 연기를 흡입하는 방법 등이 있는데 어떤 형태의 담배라도 심혈관계에 미치는 악영향은 동일하다. 다만 담배에 직접 노출되는 방법에 따라서 구강암, 비강암, 식도암, 폐암 등 암의 종류는 달라질 수 있다.

담배를 오래 피우면 흔히 폐암을 먼저 걱정한다. 물론 담배는 폐암 발생을 높이는 원인이다. 또한 담배는 암뿐만 아니라 만성 폐 질환과 심혈관 질환의 원인이 된다. 담배의 주성분인 니코틴은 혈관을 수축시키고, 담배 연기에 포함되어 있는 활성산소를 비롯한 유해성분은 혈관 벽을 부식시킨다. 그 결과 심근경색증, 뇌졸중, 손이나 발에 있는 말초혈관폐쇄증 등 치명적인 합병증이 발생한다. 또 담배 연기에 포함된 유해성분은 기관지와 폐포에 염증을 유발하고 만성 기관지염, 만성 폐 질환의 원인이 되어 결국 폐의 기능이 감소해 숨

내 몸의 피로를 잡아야 건강수명이 늘어난다

을 쉴 수 없는 무서운 질환으로 진행한다. 만성 폐 질환과 심혈관 질환이 동시에 발생하는 경우도 매우 흔하다.

담배는 백해무익하다. 간접흡연도 폐암, 심혈관 질환, 만성 폐 질환과 같은 다양한 질병의 발생 위험을 높인다. 건강을 위해 오늘 당장 담배를 끊는 것이 가장 현명한 일이다.

＋

만성 폐·간·신장 질환은
몸속에 노폐물을 쌓는다

우리 몸은 끊임없이 다양한 노폐물을 만들어낸다. 60조 개의 세포로 이루어진 우리 몸에서는 매일 약 1억 개의 세포가 죽고, 새로운 세포가 태어난다. 그런데 이렇게 세포가 죽는 과정에서도 여러 가지 노폐물이 발생하며, 우리가 먹고 음식을 소화하는 과정이나 우리 몸의 세포가 산소를 사용하고 난 후에도 각종 노폐물이 발생한다. 이런 노폐물들은 폐와 간 그리고 신장에서 제거해야 한다.

골초라면 만성 폐 질환을 의심하라

폐는 우리 몸으로 산소를 공급하고, 몸속에서 만들어진 이산화탄소를 배출하는 기관이다. 폐가 제 기능을 하지 못하면 우리 몸에 산소가 부족해지고 이산화탄소가 쌓여 세포들이 제대로 활동할 수 없어 피로하다. 또 우리 몸에 이산화탄소가 쌓이면 몸이 산성으로 변해 세포가 산소를 받아들이지 못하기 때문에 세포의 기능은 더 나빠진다. 만성 폐 질환은 폐에 염증이 생기고 기침이 나고 가래가 끓고 숨이 찬 증상을 동반한다. 담배를 오래 피우는 사람에게서 발병할 가능성이 높은 질환이기도 하다.

40대 남성의 최다 사망 원인은 만성 간 질환

간은 우리 몸에 존재하는 화학공장이다. 간은 우리 몸에서 정상적으로 발생하는 암모니아를 분해하고, 쓰고 남은 담즙과 같은 소화효소를 분해하며, 우리가 먹은 대부분의 약과 알코올을 분해하고 해독한다. 또 간은 우리 몸을 구성하는 데 꼭 필요한 단백질을 생산하고, 음식을 통해 흡수한 당분을 글리코겐이라는 형태로 축적해 당분이 부족할 경우를 대비하며, 콜레스테롤과 같은 지방을 생산하고 축적하는 조절작용도 한다. 간기능이 나빠지면 피로, 식욕부진, 피부색이 어두워지는 증상들이 발생한다. 우리나라 40대 성인 남성의 최다 사망 원인 중 하나인 만성 간 질환은 만성 간염, 지방간부터 간경변종, 간암에 이르는 다양한 질병을 포함한다.

내 몸을 산화시키는 만성 신장 질환

간이 화학공장이라면, 신장은 각종 노폐물을 소변으로 만드는 기관이다. 신장기능이 감소하면 신장으로 배설되어야 하는 나트륨, 칼륨, 인, 각종 산을 비롯한 노폐물이 혈액 안에 축적된다. 특히 대사작용에서 산성물질이 발생하는데, 이때 신장은 각종 산을 중화하는 역할을 한다. 그래서 신장에 문제가 있어 산성물질이 중화되지 못하고 몸에 축적되면 몸이 산성으로 변하고, 몸이 산성인 상태가 되면 세포가 산소를 받아들이지 못하기 때문에 세포의 기능이 더 나빠진다. 또 신장으로 배설되어야 할 노폐물이 혈액 안에 축적되면 활성산소가 많이 생산되고, 활성산소가 혈액 안에 있는 단백질이나 지방과 만나서 혈관 벽, 관절, 피부와 같은 조직에 쌓인다. 그 결과 동맥경화증과 노화현상을 빠르게 진행시켜 피로는 더욱 심해진다. 만성 신장 질환이란 신장이 손상되어 몸속에 노폐물이 축척되는 상태를 말하며 심혈관 질환을 비롯한 다양한 합병증을 동반할 수 있으므로 주의해야 한다.

갱년기 증상으로 오해한 만성 신부전증

외래를 방문한 50세 여성인 문비자 씨는 최근 건강검진에서 만성 신부전증 진단을 받았다. 약 20년 전에 소변 양이 적어지고 몸이 붓는 증상이 있어 신장 조직 검사를 통해 만성 사구체신염 진단을 받았지만 자각증상이 없어 치료를 받지 않았고 거의 잊고 있었다.

얼굴이 창백하고 피부가 건조했으며 혈압이 190/120mmHg로 매우 높았다. 혈액 검사에서 약간의 빈혈이 있었고, 신장기능이 정상의 약 30퍼센트 정도로 떨어져 있는 상태였다. 신장 초음파 검사 결과 양쪽 신장이 모두 작아진 것으로 나타나 신장 질환이 오랫동안 서서히 진행되었다는 것을 알 수 있었다. 안타깝게도 신장기능을 회복할 가능성이 거의 없어 보였다.

신장기능이 이 정도로 악화되면 대부분의 환자는 걸을 때 숨이 차거나 수면 장애, 식욕부진, 피로와 같은 다양한 증상을 호소한다. 문비자 씨는 지난 2~3년간 피곤하고 잠을 깊이 잘 수 없는 증상이 있었지만 마침 생리 양이 줄어서 갱년기 증상으로 생각하고 병원을 찾지 않았다고 했다. 평소 식사 양이 적었기 때문에 식욕부진도 인식하지 못했다.

신장기능이 정상의 30퍼센트 이하로 감소하면, 원인 질환에 관계없이 계속 악화되고 결국에는 환자의 신장기능만으로는 건강을 유지할 수 없는 말기 신부전증으로 진행된다. 더욱이 이 시기를 지나면 신장기능이 악화되는 속도가 매우 빠르다. 문비자 씨는 신장 질환 경험에도 불구하고 갱년기 증상으로 오인해 치료 시기가 많이 늦어졌다.

✚

갱년기보다 피로하다면
호르몬 이상 질환을 의심하라

아이가 어른으로 성장하는 데는 성장호르몬, 여성에게는 여성호르몬, 남성에게는 남성호르몬이 분비된다는 사실은 잘 알려져 있다. 호르몬은 소량 분비되지만 전신에 영향을 미치는 매우 중요한 물질이다. 성장호르몬, 남성호르몬, 여성호르몬 외에도 우리 몸의 대사 작용 속도를 유지하는 갑상선호르몬, 스트레스에 대해 방어하는 스트레스호르몬과 같은 다양한 종류의 호르몬이 있다.

여성 갱년기

여성 갱년기에는 여성호르몬이 감소하고 그 결과 피로가 쌓이며 월경이 중단되고 갱년기 증상이 나타난다. 얼굴이 붉어지면서 하루에도 서너 번씩 열이 나고 땀이 많이 나는 증상이 가장 흔하고, 수면 장애, 전신통증, 우울증 등 다양한 증상이 나타난다. 더욱이 여성호르몬인 에스트로겐은 고지혈증과 심혈관 질환 발생을 억제하고 뼈를 튼튼하게 유지하는 역할도 한다. 따라서 여성호르몬이 감소하는 갱년기 이후 여성에게 골다공증, 심혈관 질환과 고지혈증 발생이 증가한다.

남성 갱년기

남성도 갱년기가 있다. 남성의 갱년기는 여성과 같이 확실하지 않지만 보통 45~60세 사이에 서서히 진행된다. 이 시기에 남성호르몬의 농도가 현저하게 감소하면서 피로하고, 성욕이 감소하고, 우울해지며, 수면 장애, 기억력 장애, 집중력 감소와 같은 다양한 증상이 발생한다. 이 시기에 남성호르몬과 함께 성장호르몬이 부족해지는 경우도 흔하다.

　남성 갱년기는 남성호르몬 감소가 중요한 원인이지만 증상은 개인 차이가 매우 크다. 또 음경의 발기 조직에는 많은 혈관이 있어 평상시에는 최소한의 혈액만 유입되지만 성적으로 흥분하면 평소의 4~11배나 되는 많은 혈액이 유입되면서 발기한다. 따라서 발기부전을 비롯한 혈액순환 장애도 남성 갱년기 증상의 중요한 원인이라 할 수 있다. 더욱이 발기부전과 성기능 장애는 심장병을 예고하는 신호탄이기도 하다. 미국 남성의학회의 연구에 따르면 당뇨병, 고지혈증, 만성 신장 질환 등 내과적인 질환이 남성 갱년기 원인의 약 70퍼센트를 차지하고, 호르몬 부족증은 10퍼센트 정도라고 한다. 따라서 남성 갱년기 증상이 의심되면 먼저 혈액순환을 방해하는 내과적 질환이 있는지 검사해야 한다.

성장호르몬

성장호르몬은 성장이 멈춘 성인에게도 꼭 필요하다. 성장호르몬은 근육과 뼈를 튼튼하게 유지하고, 지방을 분해하고 단백질을 생성하며 면역기능을 유지하게 한다. 성인에게 성장호르몬이 부족하면 피로하고 집중력과 기억력이 감소한다. 또 팔다리의 골격근이 약해지고 복부지방이 늘어나면서 체형이 .외계인 ET처럼 변하고 근력이 약해진다.

성장호르몬 분비는 성장이 멈춘 20대부터 서서히 줄기 시작해 중년이 되면 급격하게 감소한다. 남성과 여성 모두 성호르몬이 감소하는 갱년기에 성장호르몬 감소가 동반되는 경우가 흔하다.

갑상선기능 이상의 두 얼굴

갑상선호르몬은 우리 몸속 대사작용의 속도를 조절한다. 갑상선호르몬의 농도가 너무 높은 상태인 갑상선기능항진증이 생기면, 대사작용이 빨라지면서 체중이 감소하고 맥박이 빨라지고 성격이 급해지면서 눈이 앞으로 튀어나온다. 또한 대사작용이 빨라지기 때문에 소모성 질환과 같이 피로감이 나타나고 많이 먹어도 체중이 감소한다. 반대로 갑상선호르몬이 부족한 갑상선기능저하증이 있으면, 몸의 대사작용이 느려지면서 피로하고 맥박이 느려지고 소화장애가 생긴다. 아울러 적게 먹어도 체중이 늘고 몸이 붓는 현상이 나타난다.

갱년기보다 더 큰 피로

57세의 여성 영업사원인 이소심 씨는 눈을 뜰 수 없이 피로한 증상이 3개월 이상 계속되어 병원을 찾았다. 잠을 많이 자는데도 숙면하지 못하고 자꾸 깨서 더 피로한 것 같다고 했다. 다른 병원에서 간, 신장, 심장, 갑상선기능에 대한 각종 검사를 했지만 특별한 원인을 찾을 수 없었다. 5년 전 폐경이 되었을 때도 갱년기 증상이 별로 없이 지나갔는데 이번에는 갱년기 때보다도 심각하게 피로하다고 했다.

이소심 씨는 피부가 건조하고 눈꺼풀이 꺼져 있었고 목소리에 힘이 없었다. 검사 결과 성장호르몬과 성장호르몬의 활성도를 표시하는 인슐린 양성장인자가 모두 매우 낮았다. 이소심 씨는 일주일에 한 번씩 성장호르몬 주사치료를 시작한 후 약 4주 정도 경과하면서 피로가 사라지고 체력이 좋아지기 시작했다. 6개월간 치료를 받은

스웨덴 사람들은 왜 피곤하지 않을까

결과 성장호르몬이 완전히 정상으로 회복되었다.

우울증보다 더 심한 피로

56세 남성인 한사업 씨는 최근 6개월간 계속되는 심한 피로와 불면증 때문에 병원을 찾았다. 최근에 다른 병원에서 시행한 건강검진 결과는 모두 정상이었다. 한사업 씨는 피로의 정도가 너무 심해 일상생활을 할 수 없는데도 건강에 이상이 없다는 검사 결과를 신뢰하지 못했다. 1년 전에 20년간 운영하던 사업에 실패한 후 우울증이 생겨 치료한 경력이 있고, 그때 생긴 불면증이 최근 더욱 심해졌다. 잠을 못 자는 것을 감안해도 피로가 너무 심하다고 했다. 본인 스스로는 사업 실패에 따른 충격에서 회복하고 새로운 일을 준비 중이었는데, 이유를 알 수 없는 피로 때문에 일상생활이 힘드니 우울증이 생길 지경이라고 했다.

남성 갱년기를 의심해 혈액을 체취해 남성호르몬, 성장호르몬, 갑상선호르몬 기능을 검사했더니, 남성호르몬과 갑상선호르몬은 정상이었지만 성장호르몬 농도가 매우 낮았다. 한사업 씨는 성장호르몬 주사치료를 시작한 지 3주 후부터 피로와 불면증이 사라지고 두 달 후에는 새로운 사업을 위한 준비를 시작할 수 있었다.

잘못된 식습관이 대사 이상 질환과
피로를 부른다

당뇨병, 고지혈증, 대사증후군은 대표적인 대사 이상 질환이다. 대사 이상 질환은 치명적인 심혈관계 합병증을 부를 수 있어 평소 올바른 식습관으로 미리 예방하는 것이 좋다.

합병증 때문에 더 위험한 당뇨병

밥, 국수, 빵, 떡과 같은 음식의 탄수화물이 소화되면 세포가 이용할 수 있는 당으로 변해 흡수되고, 이렇게 혈액으로 들어간 당은 인슐린이라는 호르몬의 도움을 받아 세포가 사용한다. 인슐린은 혈액으로 들어간 당을 빠르게 처리해 혈액의 당 농도가 정상 범위를 넘어가지 않도록 조절하는 역할을 한다.

당뇨병은 인슐린과 세포가 유기적으로 협력하지 못하는 상태다. 인슐린은 췌장에서 만들어 간을 지나 혈액 안으로 들어간다. 탄수화물을 섭취해 혈액으로 당이 흡수되기 시작하면 췌장에서는 인슐린을 생산해 당의 농도를 조절한다. 그런데 췌장에 문제가 있어 인슐린을 만들지 못하면 인슐린이 부족해 당뇨병이 생기는데, 주로 어린 아이에게 발생하는 당뇨병이 여기에 해당한다. 반면에 췌장에서 인슐린은 잘 만들지만 인슐린에 대한 세포의 반응이 나빠도 당뇨병이 발생한다. 성인에게 발생하는 대부분의 당뇨병이 이 경우에 해당한다. 그밖에 인슐린이 부족한데다 인슐린에 대한 세포의 반응도 나쁜 복합형 당뇨병도 있다.

당뇨병은 음식물을 통해 흡수한 당이 혈액에는 넘쳐나도 세포에서는 사용하지 못하는 상황이다. 자동차에 비교하면 연료는 계속 공급하고 있으나 모터에서 쓰지 못하고 연료를 계속 흘리는 상황이라고 할 수 있다. 모터에 공급되는 연료가 부족하니 시동을 걸기 어렵고, 모터 주위와 다른 부속품은 기름 범벅이 되어 자동차가 망가지는 것과 같은 이치다.

이처럼 당뇨병 환자는 섭취한 당을 필요한 세포에 쓰지 못해 피로하고 쇠약해져 간다. 더욱이 혈액 안에 당이 많이 쌓여서 눈, 신장, 심장, 혈관 등 온몸 구석구석에 합병증이 발생해 고통을 받기도 한다.

고열량 고지방 음식의 친구 고지혈증

고지혈증은 혈액의 지방 농도가 높은 질환이다. 혈액 속에 존재하는 지방은 4가지인데 총콜레스테롤, LDL 콜레스테롤, HDL 콜레스테롤, 중성지방이다. 이 중 LDL 콜레스테롤과 중성지방은 혈관 벽에 쌓여서 혈액순환을 방해하고 심혈관 질환의 위험을 증가시키는 주원인이다.

고지혈증의 원인은 총 3가지다. 첫째는 유전적으로 지방을 처리하는 기능이 약한 경우, 둘째는 지방 처리 능력은 정상이지만 지방이 많고 열량이 높은 음식을 너무 많이 먹는 경우, 셋째는 유전적으로 지방을 처리하는 기능이 부족하고 지방과 열량이 많은 음식도 과하게 먹는 경우다.

고지혈증이 있으면 피가 탁하고 혈액순환에 장애가 생긴다. 혈액순환에 장애가 생기면 초기에는 말초혈액순환이 나빠지고 세포기능이 감소해 피로하며 그대로 방치하면 심근경색증, 뇌졸중 같은 치명적인 합병증이 생긴다. 또 세포기능이 감소하면서 활성산소의 농도가 올라가고 피로가 유발된다.

흔히 고지혈증은 식사량을 줄이고 운동하면 극복할 수 있다고 생각하지만, 유전적으로 지방을 분해하는 능력이 부족하면 식이요법이나 운동만으로 완전하게 치료할 수는 없다. 그리고 식이요법이나 운동으로 고지혈증이 완전히 개선되더라도 완치될 때까지 시간이 걸리므로 처음에는 약물치료를 병행하는 것이 안전하다. 또 약물로 고지혈증이 개선된 후에도 치료약 복용을 중단하면 대부분 다시 발병하므로 함부로 약을 중단하지 말고 반드시 주치의와 상의해야 한다.

탄수화물 중독이 부른 대사증후군

대사증후군은 한마디로 비만이 있고 고혈압, 고지혈증, 당뇨병이 발생할 위험이 높은 상태를 말한다. 밥, 빵, 떡, 국수, 과자, 사탕과 같은 음식을 먹으면 탄수화물 섭취량이 많아 혈액 안에 중성지방이 쌓이면서 배 속에 축적되는데, 이것을 내장지방이라고 한다. 내장지방은 인슐린의 작용을 방해하고 주위 세포를 자극하는 화학물질들을 만들어낸다. 그 결과 당뇨, 혈액 내 노폐물 축적, 혈액순환 장애 등 각종 질병으로 발전한다.

서울대학교병원에 따르면 우리나라에서 대사증후군을 진단하는 기준은 다음 경우 중 3가지 이상이 나타날 때다.

1 중심비만으로 허리둘레가 남자 102센티미터, 여자 88센티미터를 초과한 경우.

2 고중성지방혈증이 150mg/dL 이상인 경우.

3 고밀도 HDL 콜레스테롤이 남자 40mg/dL, 여자 50mg/dL 미만인 경우.

4 공복혈당이 100mg/dL 이상인 경우.

5 고혈압으로 수축기혈압 130mmHg 또는 이완기혈압 85mmHg 이상인 경우.

스트레스와 피로 그리고 당뇨병

43세 남자인 고재정 씨는 최근 피로하고 체중이 5킬로그램 정도 줄어 병원을 찾았다. 능력 있는 재정분석가인 고재정 씨는 4년 전 건강검진에서 처음 당뇨병을 진단받고 식이요법과 운동을 병행하기 시작해 혈당을 정상으로 유지하고 있었다. 그러나 약 6개월 전 새로운 프로젝트를 맡은 후 야근과 접대가 많아지면서 피로한 증상이 시작되었다. 최근 2개월 동안 체중이 5킬로그램 정도 감소했고 야근을 줄여도 피로가 계속되었다.

약간 야윈 편인 고재정 씨의 공복혈당은 254mg/dL이었고, 인슐린 분비 능력은 정상이었다. 인슐린 생산과 분비 능력은 정상이지만 스트레스 때문에 인슐린이 제대로 작용하지 못하는 것으로 판단되었다. 고재정 씨는 인슐린의 기능을 개선하는 약물치료를 시작한 후 피로가 사라지고 체중도 정상으로 회복되었다.

잦은 접대와 음주가 부른 대사증후군

최근 회사에서 시행한 건강검진 결과 고지혈증이 발견되어 병원을 찾은 이영호 씨는 45세 남자로 건설회사 영업부장이다. 업무상 일주일에 4일 이상 접대가 있고 음주량이 많은 편이며 고기를 주로 먹는다고 했다. 최근에는 계속 피로해, 아침에 잠자리에서 일어나기도 힘들고 근무시간에 집중하기도 어렵다고 했다.

지난 3년간의 건강검진 진료기록을 비교해봤더니, 3년간 체중이 8.5킬로그램 늘었고, 허리둘레도 약 10센티미터 늘어난 상태였다. 혈당은 정상 범위이긴 하지만 올라가는 추세였고 총콜레스테롤 236mg/dL, LDL 콜레스테롤 177mg/dL, 중성지방 275mg/dL, HDL 콜레스테롤 33mg/dL로 고지혈증이 확인되었다. 또한 복부 초음파 검사에서 심한 내장비만과 지방간이 확인되었다. 이영호 씨는 채식 위주 식단으로 바꾸고 폭음을 중단한 후 체중이 감소하면서 피로도 회복되었다.

정신적인 우울증은
피로를 부른다

피로를 호소하는 환자들에게 우울증은 매우 흔히 발견되는 정신적인 문제다. 피로하고 잠을 잘 못 자고, 식욕이 없고 소화가 안 되며, 목이 뻣뻣하다고 느끼는 등 다양한 증상을 호소하지만 자세히 상담하면 우울증이 의심되는 경우가 많다.

우울증은 실제로 정신과적 질병이 있는 경우도 있지만, 심한 정신적 혹은 육체적 스트레스 후에 일시적으로 발생하기도 한다. 대뇌에는 뇌세포를 연결하면서 무드를 조절하고 뇌기능을 유지하는 신경계 화합물이 존재한다. 세로토닌, 도파민, 노르에피네프린 같은 신경계 화합물이 부족하면 우울증이 발생한다. 그래서 세로토닌과 같은 물질들은 우울증을 치료하는 약으로 개발되어 있다. 실직, 이혼, 사랑하는 사람과의 사별 등 직접적인 원인이 있는 일시적인 우울증부터 정신과적인 문제가 있는 우울증까지, 우울증은 일상생활뿐만 아니라 건강까지 위협하는 무서운 질환이다. 그러므로 반드시 전문가의 도움을 받아서 치료해야 한다.

✚

원인을 모르기에 더 위험한
만성 피로증후군

만성 피로증후군은 일반적인 피로나 만성 질환에 의한 피로와는 전혀 다른 질병이다. 만성 피로증후군은 일상생활이 어려울 정도로 피로가 심하고 오래 지속되며 근육통을 동반하는 경우가 많다. 일부 의사들은 만성 피로증후군을 근육과 뇌신경세포에 염증이 생겨서 오는 근육통과 피로라고 정의하면서 근육뇌신경염이라는 병명을 쓰기도 한다.

만성 피로증후군은 20대부터 40대 중반에서 발생하고 남성보다는 여성에게 조금 더 많이 발생한다. 발병 원인은 잘 알려져 있지 않다. 만성 피로증후군을 진단할 때도 혈액 검사나 소변 검사 혹은 CT나 MRI 같은 특수 검사에서 피로의 원인을 찾지 못할 때 이를 의심한다.

갑자기 피로해져 늘 하던 활동을 줄여야 할 정도이며, 여러 가지 검사를 해봐도 특별한 원인이 없고, 증상이 6개월 이상 계속되면 만성 피로증후군으로 진단한다. 잠을 못 자고, 머리나 목이 아프고, 어지럽거나 심장이 두근거리는 증상을 동반하는 경우도 흔하다.

만성 피로증후군을 완치할 치료법은 아직 알려진 게 없다. 현재는 진통제와 우울증 치료제를 사용하고, 인지능력과 운동능력을 개선하기 위한 재활치료를 병행하는 정도다.

어디가 아프다고 꼭 집어 말할 수는 없지만 늘 피로하다면 당신의 몸이 병들고 있다는 증거다. 우리가 소홀히 넘겨버리기 쉬운 피로에는 분명 이유가 있다. 모든 병은 피로로 통하기 때문이다. 지금까지 소개한 9가지 피로원인을 자신의 사례와 비교하면서 스스로의 몸 상태를 체크해보는 소중한 기회가 되었길 바란다. 이는 늘 피로한 사람들이 자신의 몸을 제대로 알고 건강하게 오래 살 수 있는 하나의 열쇠가 될 것이다.

다음 장에서는 스웨덴 사람들의 건강한 라이프스타일을 바탕으로 우리나라 사람들에게 피로 없이 살 수 있는 건강관리 노하우를 제시한다. 최고의 치료는 예방이다. 다음에 소개하는 6가지 건강한 생활습관을 통해 피로 없이 맑게 사는 방법을 실천하길 바란다.

PART 3

피로,
스웨덴에서
답을 찾다

Chapter 1

가공하지 않은
자연을 고스란히
먹는다

✚

담백한 자연을 담은
스웨덴 스타일 식탁

스웨덴 사람들의 식사는 소박한 편이다. 일반적인 가정에서는 아침 식사로 크내케브뢰트라고 부르는 딱딱한 빵과 치즈 그리고 토마토나 오이를 올린 오픈 샌드위치, 설탕이 들어가지 않은 발효유 필멸크(Filmjölk)에 역시 설탕이 전혀 없는 뮤즐리를 비벼서 한 그릇 먹는다. 점심은 대부분 직장이나 학교에서 먹고, 저녁도 비교적 간단히 먹는다. 직장이나 학교의 식당에서도 자극적이거나 짠 음식이 드물고 샐러드가 많은 것이 특징이다.

스웨덴 사람들의 식탁에는 연어, 청어, 대구와 같은 생선이 많이 올라온다. 자연산 연어는 흔하게 먹지만 고급 음식으로 친다. 찌거나 구운 음식이 대부분이고 튀긴 음식은 드물다. 음식을 튀기면 기름이 산화되면서 트랜스지방이 만들어지는데, 트랜스지방은 혈액 속에 나쁜 콜레스테롤의 농도를 올리고 동맥경화증을 만드는 원인이다. 스웨덴의 음식은 대체적으로 강한 양념이 적고 부드러운 편이다. 서양식 양념은 주로 버터나 고기 육수와 같은 지방과 밀가루 그리고 소금으로 만든다. 양념은 음식의 풍미를 풍부하게 하지만, 많이 먹으면 나트륨, 지방 그리고 탄수화물의 섭취가 증가하므로 건강에는 좋지 않다. 스웨덴 사람들은 조리할 때 설탕을 거의 사용하지 않는다.

스웨덴 음식에는 수프가 드물다. 일반적인 가정에서는 빵이나 찐 감자, 생선이나 고기 요리를 먹은 후 샐러드를 먹는다. 수프는 대부분 식사 대용으로 빵과 함께 먹는 경우가 많다. 서양 요리의 소스와 마찬가지로 수프도 버터나 고기 육수 같은 지방과 밀가루 그리고 소금이 기본 재료이므로 적당량 즐기는 게 좋다.

스웨덴은 남부 지방에서만 농사가 가능하고 전체 산업에서 농업이 차지하는 비율이 매우 낮기 때문에 거의 모든 식료품을 수입에 의존한다. 스웨덴에서 재배하는 농산물이 적어서 그런지 스웨덴 사람들의 농산물 사랑은 유난하다. 스웨덴 농산물은 기후가 척박해서인지 대부분 작고 못생긴데다가 비싸지만 스웨덴 사람들은 기꺼이 자국 농산물을 사먹는다. 또 과일의 경우 껍질째 먹는 것은 기본이고 씨까지 모두 먹는 경우도 흔하다.

스웨덴의 숲에는 다양한 종류의 베리가 자란다. 우리도 잘 아는 산딸기뿐만 아니라 블루베리, 크랜베리, 링건베리, 클라우드베리 등 다양한 베리들을 자연 그대로 혹은 설탕에 가볍게 졸여서 각종 소스로 이용하거나 간식으로 먹는다. 이렇게 저장한 베리들은 신선한 채소와 과일을 구할 수 없던 시절, 스웨덴 사람들에게 비타민 C를 제공하는 중요한 공급원이었다.

대부분의 스웨덴 어린이들은 평일에는 사탕을 먹지 않고 일주일에 한 번, 토요일에만 먹는다. 스웨덴에서는 이것을 '뢰다스구디스(토요일의 사탕)'라고 부른다. 마치 작은 사탕축제처럼 금요일 저녁이나 토요일 아침에 아이들이 부모의 손을 잡고 사탕가게에 가서 본인이 먹고 싶은 사탕을 직접 고르는데 모두들 무척 즐거워한다. 어릴 때부터 당분이 높은 음식에 대한 조절력을 가르치는 것이다.

스웨덴 음식의 특징은 한마디로 재료를 있는 그대로 먹으며 설탕과 양념을 최대한 적게 쓰는 것이다. 어찌 보면 맛이 심심한 것 같은 스웨덴 음식은 당지수인 GI(Glycemic Index)가 낮고 지방 함량이 적으며 비타민과 미네랄 그리고 식이섬유가 풍부한 건강식이다. 전통적인 우리나라의 식문화는 스웨덴의 식문화와 매우 다른 것 같지만 닮은 점도 많다. 요즘은 맵고 짜고 단 자극적인 음식과 삼겹살이나 갈비 같은 구이 음식을 많이 먹지만, 30년 전만 해도 고기구이는 명절에나 먹어보는 음식이었다. 잡곡밥에 나물 반찬 그리고 삶은 고기, 찌거나 조린 생선 요리가 대부분이었다. 국이나 찌개도 즐겨 먹었지만 간이 약하고 자극적이지 않았다. 따라서 스웨덴 스타일 식탁이라고 해서 우리와 동떨어진 음식이 아니며, 오히려 우리식의 자연 식단으로 응용할 수 있다.

✚

발효유, 통곡식 그리고 하드브레드

스웨덴 사람들이 아침에 가장 흔하게 먹는 필멜크는 일종의 발효유다. 우리가 흔히 마시는 요구르트와 같은 방법으로 만드는데 신맛이 강하고 단맛이 거의 없다. 필멜크는 일반적인 요구르트와 발효균이 다르다. 필멜크를 만들 때는 락토코쿠스 락티스와 루코노스톡 메센테로이드라는 발효균을 사용한다. 이 발효균은 우유에 포함되어 있는 유당을 발효시키기 때문에 발효과정에서 따로 설탕을 쓰지 않는다. 또 유당이 모두 발효된 상태이므로 유당을 소화시키지 못하는 사람들도 필멜크를 먹을 수 있다.

우리 몸에는 각종 세균들이 살고 있는데 특히 장에 많다. 장의 안쪽 벽에는 주름이 많아서 섭취한 음식물들이 쉽게 흡수된다. 이런 장의 주름 부분은 세균들이 살기 좋은 환경이다. 장에 살면서 우리 몸에 이로운 활동을 하는 세균을 프로바이오틱스라고 한다. 20세기 초 구소련의 과학자인 메치니코프는 장에 프로바이오틱스 같은 세균을 보충하면 장염균처럼 해로운 균의 감염을 줄일 수 있다는 것을 알아냈다. 그 후 프로바이오틱스에 대한 관심이 많아지고 요구르트를 비롯한 발효식품의 장점도 더 많이 알려졌다. 이런 이로운 세균들은 장에서 우리가 섭취한 음식을 분해해 더 흡수하기 쉬운 형태로 만들고 면역기능을 강화한다.

프로바이오틱스는 장 건강뿐만 아니라 요로감염을 방지하고 고지혈증과 고혈압을 완화시키며 심혈관 질환 발생을 억제한다. 또한 비타민 K와 비타민 B_{12}, 엽산을 생산한다. 그뿐만 아니라 항생제 사용에 따른 항생제 내성균 발생도 막아주어 요로감염이 자주 생기는 사람들에게는 필수품이라고 할 수 있다.

발효유는 그냥 마시기도 하지만 뮤즐리라고 하는 일종의 시리얼에 비벼 먹는다. 뮤즐리는 귀리 눌린 것과 약간의 견과류 그리고 마른 과일 중에서도 특히 각종 베리가 많이 들어 있다. 우리가 흔히 먹는 시리얼은 옥수수나 곡류를 얇게 말리고 뻥튀기한 후 설탕으로 코팅한 제품이 대부분이지만, 뮤즐리는 통귀리를 납작하게 눌러서 말린 것이기 때문에 단맛이 거의 없고 약간 거칠다. 스웨덴 사람들은 뮤즐리를 발효유에 비벼서 약간 죽같이 만들어서 먹는다.

스웨덴 사람들이 즐겨 먹는 크내케브뢰트는 빵이라기보다는 우리나라 누룽지 말린 것과 비슷하다. 1700년대 중반 스웨덴에 감자가 알려지기 전까지는 호밀과 귀리가 주식이었는데, 가을에 수확한 호밀과 귀리로 반죽을 만들어서 부풀리지 않고 구운 빵이다. 딱딱해 씹기 어렵지만 씹을수록 고소한 맛이 우러난다. 이 빵은 식이섬유와 비타민이 풍부하고 당지수가 낮아 건강식으로 안성맞춤이다. 크내케브뢰트는 우리나라 사람들이 외국에 가면 윤기 흐르는 밥을 그리워하듯이 스웨덴 사람들이 그리워하는 고향 음식이다. 크내케브뢰트 한 개에 치즈와 얇게 썬 오이 혹은 토마토를 올려놓으면 하루 세 끼 중 언제라도 환영받는 식사다.

크내케브뢰트는 통호밀로 만들기 때문에 식감이 거칠다. 이미 잘 알려져 있듯이 곡식의 겉껍질은 사람이 소화시킬 수 없는 섬유질이지만 속껍질은 식이섬유와 비타민, 미네랄이 풍부한 영양의 보고다. 특히 속껍질에는 알파 리포산이라는 항산화물질이 풍부하게 들어 있다. 알파 리포산은 세포를 구성하는 중요한 물질로 활성산소도 제거한다. 또한 다른 항산화물질인 글루타티온, 비타민 E, 비타민 C의 항산화 작용을 보조하고 다시 재생산되도록 돕는다. 알파 리포산은 세포 안에서 에너지 사용을 조절하는 미토콘드리아의 기능을 재생시킨다. 또 당과 지방의 분해를 촉진해 혈당조절과 체지방 감소 효과가 있다.

곡식의 속껍질에는 식이섬유가 많이 포함되어 있는데, 식이섬유는 장에서 지방의 흡수를 막고 대장이 정상적으로 작용하도록 도울 뿐만 아니라 대장암을 방지하는 효과도 있다. 식이섬유는 혈당이 급속하게 오르는 것을 방지하고 심혈관 질환도 줄인다.

✚

연어와 청어, 등 푸른 생선 사랑

최근 하버드대학교 보건연구소의 발표에 따르면 65세 성인에서 청어, 연어, 고등어와 같이 오메가 3가 풍부한 생선류를 많이 섭취하면 섭취하지 않는 사람들보다 2년 정도 수명이 길다고 한다. 오메가 3는 신체 조직을 구성하는 필수요소로 동맥경화증의 원인물질인 중성지방 분해를 촉진하고, 신체의 염증반응을 줄이는 효과가 있어 심혈관 질환의 위험을 낮춰준다. 청어와 연어는 오메가 3의 함량이 높은 대표적인 생선으로 스웨덴 사람들이 즐겨 먹는 중요한 식품이다.

스웨덴 가정식의 주재료 연어

스웨덴에서 연어는 귀한 손님을 대접하는 음식이고, 손쉽게 샌드위치를 만들기에 좋은 재료다. 스웨덴의 이웃인 노르웨이는 전 세계 양식 연어의 37퍼센트를 공급하는 세계 제일의 연어 양식 국가다. 이 덕분에 스웨덴에서도 일 년 내내 신선한 연어를 손쉽게 구할 수 있다. 스웨덴에서 공부하던 시절, 스톡홀름에서 열린 국제 학술 대회에 참여한 적이 있다. 전 세계에서 신장내과 의사를 포함해 약 1500명의 학자가 참석한 대규모 행사였는데, 학회 기간 내내 점심 식사와 저녁 식사에는 항상 연어 요리가 나왔다. 소금에 절이거나 훈제한 연어, 찐 연어 그리고 구운 연어와 같이 조리 방법도 다양했다. 이처럼 스웨덴 사람들이 사랑하는 연어 중에서도 강으로 회귀하는 5월 말부터 6월 초에 나오는 자연산 연어를 스웨덴에서는 최고의 식재료로 여긴다.

　스웨덴 사람들이 여름휴가를 시작하는 시기인 6월에는 가족과 친

지들을 식사에 초대하는 경우가 많은데, 이때 자연산 연어는 우리나라의 여름 보양식처럼 제철에 꼭 먹어야 하는 음식 중 하나다. 장수를 보장하는 항산화 식품으로 유명한 연어는 뇌세포를 구성하는 지방산이 풍부하며, 특히 오메가 3의 함량이 오메가 6보다 3배나 많다. 오메가 3는 염증을 줄이고 나쁜 콜레스테롤을 감소시키고 심혈관 질환의 발생 위험을 줄이는 좋은 지방산으로 알려져 있다. 반면 오메가 6는 정상적인 면역기능에 꼭 필요한 물질이지만 너무 많을 경우에는 오메가 3의 작용을 방해하고 염증반응을 확대시킨다. 또 심혈관 질환의 발생을 촉진하거나 암세포의 성장을 촉진시켜 건강에 나쁜 영향을 미친다.

오메가 6와 오메가 3는 짝을 이루어서 작용한다. 오메가 6와 오메가 3의 비율 5:1을 기준으로 오메가 6가 더 높으면 오메가 3가 좋은 효과를 낼 수 없다. 자연상태로 자란 동식물은 오메가 3와 오메가 6가 균형을 이루고 있지만 농약을 많이 사용해 키운 식물, 양식한 물고기, 인공 사료를 먹고 자란 가축은 오메가 6의 비율이 매우 높다. 연어는 오메가 6와 오메가 3의 비율이 1:3이니 진정한 장수 음식이라고 할 수 있다.

숙성시켜 즐겨 먹는 청어

청어는 스웨덴에서 가장 싸고 흔한 생선이다. 짜지 않게 절인 청어에 겨자나 양파로 풍미를 더하면 스웨덴 스타일의 식탁이 완성된다. 스웨덴의 식료품점에서는 병에 포장해놓은 청어를 쉽게 구할 수 있

스웨덴 사람들은 왜 피곤하지 않을까

다. 스웨덴의 여름이 끝날 무렵에는 청어를 살짝 튀긴 요리가 제철인데, 이때는 길거리에 청어튀김을 파는 포장마차도 등장한다.

청어는 발트 해를 포함한 북대서양에서 일 년 내내 흔히 잡히는 생선이다. 내가 스웨덴에서 살 때도 스톡홀름 시내의 강이나 호숫가에서 청어 낚시를 하는 사람들을 흔히 볼 수 있었다. 특히 친구들의 여름 집에 놀러가 낚시를 시작하기라도 하면 한 번에 6~7마리가 잡힐 정도로 청어가 흔했다. 청어는 쉽게 많이 잡히기 때문에 값은 싸지만 단백질과 지방이 많아 수백 년간 북유럽인들의 단백질과 지방 공급원이었다. 18세기까지 비교적 가난했던 스웨덴 사람들이 오늘날 세계에서 가장 키가 큰 민족이 된 배경에는 좋은 단백질과 지방이 풍부한 청어를 많이 먹었기 때문이라는 주장이 있을 정도다.

더욱이 청어는 오메가 6와 오메가 3의 비율이 1:13으로 오메가 3의 함량이 매우 높아 심혈관 질환과 암 발생을 예방하는 효과가 연어보다 훨씬 높다. 스웨덴 사람들의 경우 신선한 청어를 날것으로 먹기도 하지만 훈제나 절인 청어를 많이 먹는 편이다. 겨자, 양파, 마늘 등 다양한 향신료를 넣고 절인 청어는 삼시 세끼 보편적으로 먹는 음식이다. 하지만 아침에 딱딱한 크내케브뢰트에 청어를 올려 먹는 것을 처음 보았을 때 외국인인 나에게는 무척 이색적이었다. 스웨덴의 청어절임은 우리나라의 젓갈과는 달리 짠맛과 절인 생선 특유의 비린 맛이 전혀 없다.

연어나 청어와 같이 오메가 3가 많이 포함된 생선 요리는 관상동맥 질환 환자들에게 특히 좋다. 등 푸른 생선을 자주 먹는 환자는 혈

액 내 오메가 3 성분이 높다. 이는 더 오래 산다는 것을 의미하는 것
이자 스웨덴 사람들이 왜 장수하는지에 대한 답하기도 하다.

✛

두뇌 노화 예방에 효과적인
각종 베리 사랑

스웨덴의 숲에는 산딸기, 딸기, 블루베리, 크라우드베리, 링건베리,
블랙베리, 크랜베리 등 각종 베리가 많다. 스웨덴은 법으로 모든 사
람이 숲을 즐길 권리를 보장한다. 또 숲에 있는 베리들과 버섯은 공
유지, 국유지, 사유지 구분 없이 누구나 채취할 수 있다. 지금은 스
웨덴도 전 세계에서 과일과 채소를 수입하기 때문에 사시사철 먹을
수 있지만, 과거에는 산에서 채취하는 다양한 베리가 스웨덴 사람들
의 건강을 지키는 중요한 먹거리였다.

중산층 이상의 스웨덴 사람들은 대부분 조그만 여름 집을 하나씩
가지고 있는데, 여름휴가 때 여름 집 주위에서 베리나 버섯을 채취
하며 휴가를 즐긴다. 자연은 이웃과 공유하는 재산이고 잘 보존해야
한다는 것을 유아원에서부터 철저하게 교육받은 사람들이기 때문
에 대부분 가족이 먹을 것만 채취한다.

베리들은 비타민과 미네랄의 보고일 뿐만 아니라 항산화 작용이
탁월한 먹거리다. 크랜베리와 오미자의 사촌쯤 되는 링건베리는 알
이 작고 신맛이 강하다. 링건베리에는 비타민 A·B·C와 칼륨, 칼슘,

인, 마그네슘과 같은 미네랄이 풍부하다. 또 음식의 부패를 방지하는 자연 방부제다. 과거에는 링건베리를 채취해 물을 약간 넣고 보관하기도 했는데, 신선한 채소와 과일을 구할 수 없는 스웨덴 사람들의 비타민과 미네랄 공급원으로 중요한 역할을 했다. 링건베리에 설탕을 약간 넣고 졸인 링건베리잼은 단맛이 적고 신맛이 강한데 고기나 생선 요리, 감자와 죽에 소스같이 곁들여 먹는다. 물론 디저트에도 이용한다.

스웨덴의 숲에서 흔히 채취할 수 있는 산딸기는 비타민 A와 C, 칼슘, 마그네슘 그리고 엽산이 풍부하다. 산딸기는 설탕에 절여서 가볍게 발효시킨 후 물에 희석해 음료수로 마시고, 잼이나 디저트로도 활용한다. 스웨덴에서는 딸기를 7월 말에서 8월에 수확한다. 딸기는 달고 상큼한 맛 때문에 여름 한철의 별미 과일로 인기가 높고 산딸기처럼 잼으로도 즐겨 먹는다. 비타민 C가 풍부하고 엽산, 칼슘과 인이 많다.

블루베리는 비타민 A와 K가 풍부하다. 블루베리 열매의 검은색은 안토시아닌이라는 대표적인 항산화물질이 만드는데, 활성산소에 의한 뇌세포 손상을 방지해 퇴행성 뇌질환인 치매, 알츠하이머병을 예방하거나 진행 속도를 지연시킨다. 안토시아닌은 특히 눈 건강에 효과가 있다.

크랜베리는 비타민 C와 식이섬유 그리고 망간이 풍부하다. 크랜베리는 항산화물질인 폴리페놀과 타닌이 풍부해 혈전 형성과 심혈관 질환을 방지하고 면역기능을 개선하는 효과가 있다. 특히 크랜베리의 성분인 프로안토시아닌은 요로감염을 방지하는 효과가 있다. 프로안토시아닌은 감염균이 요로에 부착되는 것을 막고 증식을 방해한다. 특히 여성의 요로감염뿐만 아니라 남성과 아동의 요로감염을 방지하는 효과도 있다. 그래서 서구의 의사들은 요로감염이 잦은 환자들에게 크랜베리 주스를 마시라고 권한다.

각종 베리에 공통적으로 많이 포함된 영양소는 비타민 C다. 비타민 C는 콜라겐을 형성하기 위한 필수요소이며, 콜라겐은 피부와 혈관을 만드는 구성요소다. 비타민 C가 부족하면 혈관 벽이 약해지고 출혈이 생기게 된다. 초기에는 잇몸과 같이 외부적인 자극이 많은 부위에서 시작하지만 심해지면 전신의 혈관이 모두 약해져 마치 모래밭에 바닷물이 스며들 듯 출혈이 생긴다. 또 피부의 콜라겐도 형성되지 않기 때문에 주름이 많아지고 탄력이 없어진다. 비타민 C는 항산화작용을 하기 때문에 비타민 C 부족증이 있으면 면역기능이 약화되는데, 혈관과 면역기능이 모두 약해지면 다량의 출혈과 함께 전신 감염의 위험도 높아진다.

냉장법이 발달하지 않았던 과거 스웨덴에서는 겨울에 신선한 채소와 과일을 구할 수 없었고, 따라서 비타민 C 부족에 의한 괴혈병이 비교적 많은 편이었다. 그런 경험이 있어서인지 스웨덴 사람들은 강박적이라고 느낄 만큼 채소를 많이 먹는다. 스웨덴에서 공부할 때 우연히 유아원에서 집으로 향하는 교수님과 아이들을 만나 잠시 교수님의 집에 들러 이야기를 나눌 기회가 있었는데 여섯 살, 네 살 된 아이들이 작게 썬 당근, 피망 같은 채소를 맛있게 먹어 놀랐던 기억

스웨덴 사람들은 왜 피곤하지 않을까

이 있다. 이렇듯 그들에게 채소는 생활 속 간식이다. 병원 식당에도 항상 샐러드 바가 준비되어 있어 대부분의 사람들이 커다란 접시에 수북이 쌓아 담는 것이 이색적이었다.

✚

껍질째 있는 그대로 먹기

언젠가 병원 동료들을 집으로 초대해 식사를 하고, 평소 한국에서 하던 대로 과일을 깎아서 대접했다. 스웨덴 친구들은 이 광경을 매우 신기해하면서 항상 이렇게 껍질을 벗기고 썰어서 대접하느냐고 물었다. 나중에 알고 보니 스웨덴 사람들은 통째로 껍질까지 먹는 경우가 대부분이었다. 집에서 먹을 때는 물론이고 고급 식당이나 뷔페에 가더라도 과일은 늘 껍질을 벗기지 않은 채 통째로 나왔다.

과일이나 채소의 껍질에는 피토케미컬이 존재하는데 강한 햇빛이나 추운 날씨, 해충으로부터 과일이나 채소를 보호하고 정상적인 성장을 돕는 필수 물질이다. 수천 가지의 피토케미컬 중 일부는 블루베리와 같이 식물의 색깔을 결정하고 어떤 것들은 마늘의 냄새나 오렌지의 향과 같이 특유의 향기를 결정한다. 리코펜, 폴리페놀, 베타카로틴, 기타 케로티노이드, 루테인, 글루타티온, 알파리포산, 비타민 C, 비타민 E 등 각종 항산화물질들이 피토케미컬의 일종이다.

이런 항산화물질은 세포의 재생과 활동에 꼭 필요한 물질로 활성산소를 분해한다. 만일 활성산소가 분해되지 않고 몸속에 높은 농도로 남아 있으면 세포를 손상시켜서 기능이 감소할 뿐만 아니라 염증반응이 많아지고 세포의 유전자까지 변형된다. 또한 세포가 손상되면 면역기능이 약해져서 각종 세균이나 바이러스 혹은 곰팡이와 같은 미생물에 감염될 위험이 높아지고 감기, 방광염, 헤르페스 피부 발진, 대상포진 등이 자주 발생한다. 또 장기간 계속되면 암이 발생할 위험도 높아지며 혈관세포가 손상되면서 심혈관 질환의 위험도 증가한다. 따라서 항산화물질을 많이 섭취하면 활성산소의 분해를 촉진하고 세포의 손상도 막아주며 콜레스테롤을 낮추고 암세포 성장을 억제한다.

키위 껍질에는 식중독 원인균의 침입을 막는 항산화 성분이 과육의 3배, 오렌지나 귤과 같은 신맛을 내는 과일의 껍질에는 20배나 들어 있다. 호박의 껍질에는 피부와 손톱 건강에 꼭 필요한 아연의 함량이 과육보다 많고, 심혈관 질환과 암을 예방하는 베타카로틴이 풍부하다. 또 호박의 씨에는 뇌 건강에 꼭 필요한 필수 지방산이 많이 함유되어 있다. 주먹만 한 감자 한 개의 껍질에는 아연, 철분, 비타민 C가 하루에 필요한 양의 약 50퍼센트나 들어 있다.

또 과일이나 채소에 풍부한 식이섬유는 대부분 껍질에 존재한다. 식이섬유는 혈액의 콜레스테롤 농도를 낮추어 심혈관 질환의 발생 위험을 감소시킨다. 또한 장에서 지방의 흡수를 방해하고 장에 있는 독성물질을 쉽게 배출시키며, 장세포의 재생을 촉진해 대장암 발생 위험을 감소시킨다. 그리고 과일을 껍질째 먹으면 과일에 함유된 당분이 천천히 흡수되기 때문에 혈당조절에 좋고 비만 방지에도 효과적이다. 특히 오렌지, 자몽, 레몬의 껍질 안쪽에 있는 하얀 부위에는 물에 녹는 식이섬유인 펙틴이 풍부하다. 펙틴은 다른 식이섬유와 마찬가지로 콜레스테롤을 낮추고 변비를 예방하는 효과가 있다. 일부 임상연구에서는 자몽을 껍질째 먹으면 체지방을 분해하고 체중을 감량하는 효과가 있다고 밝혀지기도 했다.

✚

통곡식과 통과일
매크로바이오틱의 효과

최근에 만난 김영이 씨는 29세의 새댁으로 희고 맑은 피부를 가지고 있다. 김영이 씨의 직업은 매크로바이오틱 요리사다. 매크로바이오틱 요리는 식재료의 모든 것을 그대로 사용하는 자연주의 요리법의 일종이다. 고기, 달걀, 유제품, 생선 등 동물성 단백질의 섭취를 줄이고 곡류, 과일, 채소를 있는 그대로 껍질까지 요리해 자연 그대로의 영양을 모두 섭취한다.

김영이 씨는 매크로바이오틱 요리사 중에서도 완전한 채식주의자다. 김영이 씨가 매크로바이오틱 요리를 시작한 것은 13세부터 앓아온 건선이라는 피부염 때문이었다. 13세에 시작된 건선은 얼굴을 비롯한 전신에서 14년 동안 김영이 씨를 괴롭혔다. 대학병원에서 피부 조직 검사까지 받고 건선으로 확진했지만 어떤 약을 써도 치료되지 않았다.

건선은 피부가 손가락 마디 정도의 크기로 붉어지고 각질이 일어나면서 매우 가렵다. 아주 심한 경우에는 팔꿈치, 무릎과 같은 관절 부위에 심한 염증을 일으키고 관절의 변형까지 초래하는 무서운 질환이다. 원인은 잘 알려져 있지 않은데 환자의 면역세포들이 피부에 대해 과도하게 반응하는 일종의 자가면역 질환이다. 스트레스, 음식이나 오염된 공기에 대한 알레르기가 있을 경우에는 증상이 더욱 악화된다. 한창 사춘기가 시작될 무렵인 13세부터 생겨 외모에 관심이 많은 꽃다운 20대까지 얼굴을 비롯한 전신에 심한 건선이 있었다면 얼마나 심한 마음의 고통이 있었을지 짐작이 간다.

그러나 김영이 씨의 현재 피부는 너무도 맑고 깨끗해 그런 문제가 있었다고는 믿기지 않았다. 김영이 씨는 약 3년 전 매크로바이오틱을 알게 된 후, 건선을 고칠 수 있는 유일한 방법이라 생각하고 매크로바이오틱을 배우기로 했다. 첫 6개월간은 프랑스, 이스라엘의 자연치료 기관에서 요양과 매크로바이오틱 공부를 하면서 서서히 피부가 좋아지기 시작했고, 한국에 돌아와서도 적극적으로 매크로바이오틱 요리를 직접 만들어 먹은 결과 피부가 완전히 좋아졌다고 했다. 지금도 스트레스를 받거나 과로를 하면 피부에 아주 약간의 발진이 있지만 과거의 건선까지는 생기지 않는다고 했다.

건선은 평생 지속되는 질환으로 알려져 있지만 스트레스와 알레르기 원인이 사라지면 증상이 개선된다. 매크로바이오틱의 특징은 껍질까지 섭취해 균형 있는 영양소를 모두 섭취하는 것이다. 또한 거주지에서 생산되는 식품이 자신의 체질에 가장 맞다는 개념으로 유기농 로컬푸드를 식재료로 사용했다. 화학비료를 사용해 재배한 작물은 유기농으로 재배한 작물과 비교해 유익한 미생물의 양이 매우 적다. 또 식재료가 운송되는 거리와 시간이 길면 상하지 않도록 각종 화학 방부제를 사용한다. 이 과정에서 우리 몸에 이로운 미생물은 사라지고 이상 면역반응을 초래하는 화학물질이 남아 음식물을 통해 섭취되면 예상하지 못한 질병이 생기기도 한다. 따라서 매크로바이오틱으로 이로운 미생물을 섭취해 면역기능을 개선하고, 이상 면역반응을 초래하는 화학물질의 섭취를 중단하면 서서히 건선을 개선할 수 있을 것이다.

+

어릴 때부터 가르치는 식습관

스웨덴에서 어린아이가 있는 집에 식사 초대를 받으면 여러 가지 우리와 다른 점을 볼 수 있다. 아주 어린 젖먹이 아이들을 제외하고는 모두 식탁에 앉아 식사를 하는데, 숟가락만 잡을 수 있으면 식탁이 달려 있는 유아용 의자에 앉히고 어른들이 먹는 메뉴 중에서 아이들이 먹을 수 있는 음식을 덜어서 혼자 먹게 한다.

먹는 음식보다 흘리는 음식이 더 많지만 엄마나 아빠가 옆에 앉아서 가끔씩 도와줄 뿐 우리나라처럼 밥그릇을 들고 먹여주는 모습은 보지 못했다. 4~5세 정도 되면 아이들은 손님들과 함께 식탁에 앉아서 식사를 하고, 같이 식사하는 손님들도 옆에 앉은 아이들에게 관심을 갖고 대화를 이어나가는 점도 인상적이었다. 스웨덴의 외식비가 꽤 비싼 편이어서 그런지 집으로 손님을 초대하는 일이 흔했고, 아이들은 자연스럽게 어른들과 대화하는 법을 익히는 것 같았다.

스웨덴의 학교는 학생들에게 무료로 식사를 제공한다. 이런 무료 급식은 1946년에 처음으로 시작되어 1976년에 비로소 전국적으로 시행되었다. 학교 급식은 초기에는 사회보장제도의 일환이었다. 영양적으로 균형 있는 식사를 제공하니 영양실조를 개선하고 나쁜 식사 습관을 고치는 효과가 있었다. 그뿐만 아니라 학생들이 모두 같은 음식을 먹는다는 평등의 개념을 자연스레 가르쳤고, 여성들이 점심 도시락을 준비하는 시간을 줄여 더 많이 사회에 진출할 수 있었다. 최근에는 비만을 예방하고 건강한 식습관을 유지할 수 있도록 교육하는 목적으로 바뀌었다.

스웨덴의 학교 급식은 대부분 뷔페식으로 하루에 필요한 에너지의 3분의 1을 제공한다. 메뉴는 대부분 조리된 주식과 조리하지 않은 채소, 탈지우유, 빵이나 밥이다. 채소나 과일이 100~125그램 포함되어야 하고, 주식은 반드시 2가지 중에서 선택할 수 있어야 하며, 채식주의자를 위한 메뉴도 준비해야 한다. 학교 내에서는 사탕, 아이스크림, 페스트리와 같은 당분과 지방이 많은 간식이나 설탕이 포함된 음료수는 제공하지 않을 뿐만 아니라 판매도 하지 않는다.

식사 시간에는 쾌적하고 조용하게 충분히 식사를 즐길 시간을 제공해야 한다. 학교 급식은 학생들이 식사 예절을 배울 수 있는 기회

■■■ 스웨덴 사람들은 왜 피곤하지 않을까

로 인식해 학교나 유아원 선생님들이 학생들과 같이 밥을 먹으며 건강한 식사법을 자연스럽게 익히게 한다. 이런 노력들은 다른 유럽 학생들과 비교해 스웨덴 학생들이 채소를 가장 많이 먹는다는 최근의 연구 결과로 나타났다.

✛

한국인을 위한 건강한 식습관 제안

우리나라의 전통 음식은 김치나 된장, 젓갈과 같은 발효음식이 많고, 기름을 적게 쓰고 다양한 채소를 이용하는 건강식이다. 그러나 미국 워싱턴대학 건강측정평가연구원(IHME)에 따르면 우리나라의 '건전하지 못한 식습관'이 우리 국민의 건강수명을 13.4개월 단축시킨 것으로 나타났다. '건전하지 못한 식습관'이란 나트륨을 필요 이상으로 섭취하고 불규칙한 식사를 지속한다는 의미다. 전통적인 발효음식인 김치, 된장, 고추장, 젓갈 등에는 소금의 농도가 매우 높다. 국이나 찌개 그리고 탕과 같은 국물이 많은 음식을 통해서도 소금을 많이 섭취하게 된다. 또 외식의 대명사라고 할 수 있는 삼겹살구이는 지방과 칼로리가 매우 높은 음식이다. 나의 어린 시절과 비교해도 요즘 우리 음식에 점점 설탕을 많이 쓰고 있다. 소금과 설탕을 줄이고 전통적인 한식으로 돌아가면 우리 음식이 스웨덴 음식보다 훨씬 더 좋은 건강식이 될 수 있다.

유산균이 살아 있어 맛있는 김치

스웨덴의 필멸크와 견줄 만한 우리나라의 대표 음식은 김치다. 김치는 배추, 무, 고춧가루가 주재료고 여기에 새우젓이나 멸치젓과 같이 발효시킨 생선을 사용한다. 또 배나 매실청을 사용해 단맛을 낸다. 배추와 무는 녹황색 채소로 비타민 C뿐만 아니라 케로티노이드, 철분, 칼슘과 같은 무기질도 함유되어 있다. 또 새우젓이나 멸치젓과 같이 생선을 발효시키면 단백질이 아미노산으로 분해되면서 감칠맛을 더하게 된다. 이런 아미노산들은 배추나 무와 같은 채소에 부족하기 쉬운 동물성 아미노산을 보충하는 효과가 있다. 또 무에는 디아스티제라는 효소가 들어 있어 김치의 발효와 숙성에서 중요한 역할을 한다. 배 역시 다양한 효소가 함유되어 김치가 잘 숙성되도록 도와준다. 더욱이 김치가 숙성되면서 유산균이 증식하게 된다. 결과적으로 잘 익은 김치에는 비타민 C를 비롯해 케로티노이드, 철분, 칼슘 등 미세 영양소와 아미노산 그리고 소화 흡수를 돕는 다양한 효소와 유산균이 풍부하다.

김치의 유산균은 채소에 부족하기 쉬운 비타민 B를 합성한다. 우리 몸에는 약 500종의 세균이 살고 있고, 모든 세균을 다 모으면 약 1킬로그램이 넘는다. 이 중에는 유익한 균과 해로운 균이 섞여 있는데, 유산균은 우리 몸에서 해로운 균의 증식을 막는 대표적인 균이다. 김치에는 유산균이 요구르트보다 4배 더 많이 함유되어 있다. 이 유산균은 장에서 유해세균의 증식을 방해하고, 장 점막 세포의 재생을 돕는다.

김치에 들어 있는 식이섬유는 대변 배출을 촉진해 유해세균과 유해물질이 장에서 머무는 시간을 줄여준다. 따라서 대장암 발생 위험이 줄어든다. 유산균은 정장작용뿐만 아니라 요로감염과 방광염의 발생을 예방하고 면역기능을 개선시켜 아토피나 천식이 있는 사람의 보조치료에 사용한다. 신생아 때 항생제를 사용한 경력이 있는 영유아는 장 내 유산균이 부족하고 비뇨기계 감염 질환과 아토피 발생률이 높다.

2011년 식품의약품안전청의 발표에 따르면 40대 이상을 대상으로 농촌 장수마을 거주자 25명과 도시 거주자 44명의 장 내 미생물 분포를 분석한 결과, 건강에 도움이 되는 유산균 비율이 도시 거주자들에 비해 장수마을 거주자들이 3~5배 이상 높았다. 이런 결과는 농촌 거주자들이 도시인들보다 전통적인 건강식을 많이 먹는다는 증거다.

더욱이 김치에 풍부하게 포함된 식이섬유는 음식에 포함된 지방의 흡수를 방해하는 효과가 있으며, 고지혈증 치료와 고지혈증으로 인한 심혈관 질환을 예방하는 효과까지 있다. 그러나 이렇게 새콤하게 톡 쏘는 맛이 일품이면서 비타민, 식이섬유, 유산균 그리고 멸치 젓과 같이 등 푸른 생선의 장점까지 모두 가진 우리나라의 김치에도 단점이 있다. 그것은 바로 소금의 함량이 높다는 것이다. 김치는 소금의 농도가 약 3퍼센트일 때 가장 맛있게 발효된다. 즉, 김치 100그램에는 약 3그램의 소금이 들어 있다. 소금은 고혈압, 심장 질환, 신장 질환을 악화시키는 물질로 섭취를 줄이면 줄일수록 좋다. 세계보건기구에서 권장하는 소금의 하루 섭취량은 2~3그램이지만 우리나라 사람들은 하루에 약 6그램 정도의 소금을 섭취한다. 김치는 배추를 절일 때부터 짜지 않게 하고 김칫국물을 먹지 않으면 소금 섭취량을 반으로 줄일 수 있다.

된장과 고추장, 건강하게 먹는 법

된장과 고추장은 우리나라의 대표적인 발효식품이다. 된장은 콩을 발효시킨 음식으로 단백질과 비타민 B군 그리고 유산균이 많다. 그러나 일본의 낫토는 세계적인 건강식으로 알려져 있는 반면 우리나라의 된장은 그만큼 각광받지 못한다. 그 이유는 바로 소금 때문이다.

소금은 세균의 활동을 억제하는 효과가 있다. 된장을 발효시키는 과정에서 소금은 유해한 세균의 번식을 억제하고 유익한 발효균의 활동을 조절해준다. 지금과 같은 냉장법이 발달하지 못했던 과거에 소금은 된장 속 빠르게 자라는 유해한 세균의 활동을 억제하고 발효균이 천천히 작용하도록 하는 필수품이었다. 그러나 지금같이 냉장법이 발달한 시대에는 된장에 들어가는 소금의 양을 줄이고 저온에서 발효시키면 된장의 장점과 맛은 지키면서 소금 섭취는 줄일 수 있다.

고추장은 콩을 발효시킨 메주를 갈아 가루를 만들고 여기에 고춧가루 그리고 찹쌀이나 보리를 섞어 2차로 발효시킨 음식이다. 된장의 단백질과 유산균에 고춧가루의 영양까지 더한 영양식이다. 딸기와 비교해 붉은 고추에는 비타민 A가 10배 이상, 비타민 C가 3배 이상 들어 있다. 또 고추에 들어 있는 캡사이신은 체지방을 분해하는 효과가 있다. 된장과 고추장에는 전분과 단백질을 분해하는 효소가 들어 있어 소화에 도움이 된다. 고추장을 만들 때 넣는 찰밥이나 보리밥의 탄수화물이 서양식 호프와 같은 효과를 내는 엿기름에 의해 발효되면서 단당류로 전환되어 고추장의 단맛이 생긴다. 그런데 최근에는 고추장에 직접 설탕이나 올리고당을 넣어서 단맛을 더해 아쉽기 그지없다. 이런 당분은 우리가 인식하지 못한 채 섭취하는 당분으로 음식의 칼로리를 높인다. 고추장도 소금을 줄이고 저온 숙성시키면 더 좋은 식품이 될 것이다.

된장이나 고추장은 고기나 생선회를 먹을 때 상추쌈과 같이 곁들이는데, 소금의 섭취를 낮추기 위해 전체적인 양을 줄이는 것이 좋다. 또 단맛을 내기 위해 설탕, 매실청, 올리고당과 같은 당분을 자주 사용하는데 무심코 칼로리를 높히는 주범이라는 것을 명심하자. 단맛이 꼭 필요하다면 칼로리가 거의 없는 천연감미료를 사용하는 것도 칼로리를 줄이는 방법이다.

현명하게 섭취하는 다양한 효소

최근 몇 년간 건강보조식품으로 가장 사랑받는 제품이 효소다. 우리 몸에 있는 모든 세포는 생명을 유지하기 위해 영양분과 산소가 필요하다. 우리가 섭취하는 음식물이 위와 장을 통해 흡수되는 과정에서 탄수화물은 단당류로, 단백질은 아미노산으로 그리고 지방질은 지방산으로 분해되어야 세포가 사용할 수 있다. 이렇게 탄수화물, 단백질, 지방을 분해하는 효소를 소화효소라고 한다. 이런 소화효소는 음식을 통해 섭취하기도 하고 일부는 우리 몸이 직접 만든다. 소화효소 이외에도 우리 몸의 각종 세포가 제 기능을 하기 위해 필요한 효소는 매우 다양하다.

자연상태에서 자라는 곡식, 과일, 채소에는 다양한 효소가 포함되어 있는데, 주로 껍질에 높은 농도로 포함되어 있다. 효소는 건강한 토양 속에 존재하는 각종 미생물이 만든다. 따라서 인공 비료와 농약과 같은 다양한 화학물질을 이용해 대량생산하는 경우에는 토양의 미생물이 파괴되기 때문에 작물의 효소 함유량도 적다. 또 효소는 열에 매우 약해 섭씨 46도 정도면 파괴되어 제 기능을 하지 못한다. 따라서 조리과정에서 대부분의 효소가 파괴된다. 효소를 최대한 많이 섭취하기 위해서는 생과일과 채소를 껍질째 먹는 것이 가장 좋다. 그러나 과일이나 채소의 껍질에는 셀룰로스라는 소화되지 않는 섬유질이 있어 장운동을 방해하고 장에서 가스를 많이 만들기 때문에 과민성 장염이 있거나 장이 예민한 사람들의 증상을 악화시킬 수 있으므로 주의해야 한다.

효소를 효과적으로 섭취하는 방법으로는 우리나라의 산에서 나는 산야초와 같은 각종 풀이나 매실, 오미자, 복분자, 도라지 등 다양한 과일과 채소를 설탕에 절여서 약 3개월 보관하는 것이 가장 널리 알려졌다. 실제로 설탕은 채소나 과일에 있는 이로운 미생물의 번식을 촉진하는 식량인 동시에 유해세균이 자라는 것을 방지하는

스웨덴 사람들은 왜 피곤하지 않을까

방부제 효과도 있다. 설탕을 넣고 저온에서 장시간 보관하면 풀이나 매실, 오미자 등이 발효되면서 탄수화물, 단백질, 지방이 분해되어 체내로 쉽게 흡수된다. 또한 발효 과정에서 비타민 B와 구연산의 함량이 증가한다.

발효식품은 각종 채소와 과일 속 영양소를 쉽게 섭취하고 효모도 섭취할 수 있는 방법이다. 하지만 이런 발효식품은 설탕을 많이 포함하고 있어 문제다. 혹자는 발효된 설탕은 건강에 문제가 없다고 하지만 사실이 아니다. 설탕이 완전히 발효되면 알코올로 전환돼 단맛을 잃는다. 발효시킨 산야초청, 매실청 혹은 오미자청에 아직 단맛이 많다면 발효시키기 위해 사용한 설탕이 아직도 당분으로 남아 있다는 증거다. 이때 당분의 칼로리는 1그램에 4칼로리로 일반 설탕과 다를 바 없다. 따라서 효소가 많고 영양소가 많은 매실청이나 산야초청이라도 혈당을 올리고, 체중을 증가시키는 원인이 되므로 조심해야 한다.

등 푸른 생선에는 단백질과 오메가 3가 가득하다

스웨덴 사람들이 연어와 청어를 즐겨 먹는다면 우리나라 사람들은 고등어와 멸치를 즐겨 먹는다. 마른 멸치는 모든 찌개와 국의 기본 맛을 내는 데 사용하고, 비교적 값이 싼 고등어는 국민 생선이라고 할 정도로 흔히 먹는다. 우리나라와 스웨덴에서 등 푸른 생선을 먹는 방법도 차이가 있다. 첫째, 스웨덴은 생선을 주식으로 먹지만 우리는 반찬으로 적은 양을 먹는다. 둘째, 스웨덴은 별 양념 없이 구워서 약간의 소스를 찍어 먹는데 우리는 소금 간한 고등어를 다시 양 념해 먹는다. 이런 차이 때문에 우리나라에서는 상대적으로 등 푸른 생선을 먹는 양이 적고 소금 섭취량은 많다.

우리나라 식단의 단점은 밥과 국이 주식이라 탄수화물과 소금 섭 취가 많고 단백질 섭취가 상대적으로 적다는 점이다. 2011년 국민 영양 보고에 따르면 우리나라 사람들은 탄수화물 65.8퍼센트, 단백 질 14.6퍼센트, 지방 19.6퍼센트의 비율로 에너지를 섭취하고 있다. 2013년 5월 스웨덴 건강기술평가위원회에서 수만 개의 영양학 논 문을 종합해서 연구한 결과 탄수화물 섭취가 비만과 고지혈증, 심 혈관 질환의 위험을 높인다고 한다. 더불어 탄수화물 섭취를 40퍼 센트 정도로 줄이는 것이 고지혈증과 비만을 방지하는 데 효과적이 라는 결과도 나왔다.

단백질은 근육과 골격을 유지하기 위해 꼭 필요한 영양소다. 근 육은 우리 몸에서 에너지를 가장 많이 사용한다. 기초대사량은 우리 몸이 생명을 유지하기 위해 필요한 에너지를 의미한다. 기초대사량 이 높으면 많이 먹어도 살이 찌지 않는 체질이 되고 기초대사량이 낮으면 먹지 않아도 살이 찌는 체질이 된다. 따라서 근육량이 많으 면 기초대사량이 높아지고 살이 찌지 않는다. 또 섭취한 음식물을 통해 얻은 에너지를 다 사용하지 못하면 혈당이나 콜레스테롤이 증 가하지만, 근육이 많으면 에너지를 많이 소모하기 때문에 고지혈증 과 당뇨병을 조절하는 효과도 기대할 수 있다. 우리 식단에서도 생 선의 양을 늘리고 밥의 양을 줄이면 단백질의 양은 늘고 탄수화물의 양은 줄어 근육을 키우는 효과가 있으며 비만, 당뇨병, 고지혈증과 같은 대사증후군을 감소시키는 효과를 기대할 수 있다.

최근 일본에서는 고기나 채소를 먼저 먹고 빵이나 밥을 나중에 먹는 식사법이 비만을 막는다는 이유로 유행이다. 고기나 채소는 당분이 적고 소화되는 시간이 길어서 혈당이 천천히 올라가고 포만감도 오래 지속된다. 반면에 빵이나 밥 같은 탄수화물은 침에 있는 탄수화물 분해효소에 의해 신속하게 당분으로 변한다. 또 위에서도 각종 소화효소에 의해 쉽게 당분으로 변해 식사 후 바로 혈당을 높인다. 혈당이 올라가면 혈당을 조절하는 인슐린이 분비되는데 혈당이 올라가는 속도에 맞추어 빠르게 올라간다. 이후 혈액 내에 있는 당분을 지방으로 바꾸어 중성지방 농도가 증가하고, 간이나 복부 혹은 체지방으로 축적된다. 인슐린에 의해 혈당이 급격하게 떨어지면 우리 몸은 다시 허기를 느끼고 음식을 먹게 된다.

탄수화물은 마치 마른 나뭇잎과 같이 불이 쉽게 붙어서 열을 내다가 금방 사그러지는데, 단백질은 통나무와 같이 불이 붙기도 어렵지만 한번 붙으면 오래 지속된다. 따라서 등 푸른 생선이나 두부, 채소를 먼저 많이 먹고 밥은 현미를 섞어 짓기를 권장한다.

영양덩어리 달걀에 대한 오해와 진실

달걀은 고단백 저칼로리로 거의 완벽한 영양덩어리다. 지금은 손쉽게 살 수 있는 비교적 값이 싼 식품이지만, 70년대 초반까지도 시골에서는 선생님께 보내는 귀한 선물이었고 다른 이의 집을 방문할 때 선물로 준비하는 귀한 음식이었다. 또한 학교 소풍이나 수학여행 때 빠지지 않았던 삶은 달걀, 점심 도시락 위의 달걀프라이는 부의 상징이기도 했다. 몸이 약했던 내게 어머니께서 참기름과 소금을 약간 넣은 날달걀 노른자를 권하셔서 상당히 오랜 기간 동안 학교 가기 전에 마셨던 기억이 있다. 70년대부터 대규모 양계기술과 냉장고가 보급되면서 달걀은 대중적인 영양식이 되었다. 달걀찜, 달걀말이와 같은 반찬은 흔해졌고, 갓 지은 쌀밥 위에 달걀프라이, 진간장 그리고 약간의 참기름이나 버터를 넣고 비벼 먹는 것도 더 이상 특별식이 아니다.

우리나라의 경제가 눈부시게 발전하고 나니 먹거리가 풍부해졌다. 과거 부의 상징이던 뱃살은 건강을 해치는 주범으로 알려져 있고, 넘쳐나는 먹거리는 반갑지 않은 손님인 심혈관 질환의 발생을 증가시켰다. 불과 30년 전 내가 레지던트였을 때만 해도 심근경색증으로 대표되는 관상동맥 질환이 매우 드물었지만, 현재는 암과 같이 중년 이후 세대가 가장 우려하는 질병이 되었다.

고지혈증은 심혈관 질환의 발생 위험을 증가시키고 고칼로리 고지방 음식을 많이 섭취하는 사람들에게서 흔히 발생한다. 그러다 보니 고지혈증 혹은 심혈관 질환을 앓고 있는 사람뿐만 아니라 건강하게 살고자 하는 사람까지도 달걀을 멀리하기 시작했다. 달걀은 정말 먹으면 안 되는 음식일까?

달걀 한 개는 약 50그램으로 껍질을 제외한 모든 것이 영양덩어리다. 달걀 한 개의 열량은 71칼로리고 이 중 45칼로리는 달걀에

스웨덴 사람들은 왜 피곤하지 않을까

포함된 지방에서 얻는다. 흔히 달걀에 포함된 지방의 칼로리가 달걀이 건강에 나쁘다는 근거가 된다. 달걀의 지방은 모두 노른자에 집중되어 있다. 45칼로리는 지방 5그램과 같고 이는 하루에 허용된 포화지방산 총량의 8퍼센트다. 이 중에서 몸에 나쁜 콜레스테롤은 약 210밀리그램이다. 하루에 권장되는 콜레스테롤 300밀리그램의 약 70퍼센트다. 달걀의 흰자는 수분을 제외하면 대부분 단백질로 약 6그램이 포함되어 있다. 달걀의 단백질은 100퍼센트 소화 흡수되며 육류에 포함된 단백질과 동등한 질 높은 단백질이다. 달걀의 흰자에는 단백질, 노른자에는 지방뿐만 아니라 철분, 칼슘, 비타민 A·B·D와 셀레늄 같은 미량 영양소도 포함되어 있다. 특히 루테인이 많이 포함되어 있어, 미국 영양학회 연구 결과에 따르면 하루에 달걀을 1.3개씩 먹으면 혈액 내 루테인의 농도가 증가한다고 한다. 루테인은 시신경을 보호하는 기능이 있어 시력 저하를 억제하는 효과가 있다. 미국 영양학회에서 건강에 이상이 없는 사람은 달걀을 하루에 2개씩 섭취해도 고지혈증의 위험이 없다고 발표했을 뿐만 아니라, 아침 식사로 달걀 2개를 먹는 사람은 체중이 감소한다는 결과도 있다.

콜레스테롤은 하루에 300밀리그램 이상 섭취하지 않도록 권장하지만, 이는 콜레스테롤을 제외한 다른 지방을 충분히 섭취한 경우에 해당한다. 만일 다른 지방의 섭취가 하루 권장량에 미치지 못할 정도라면 콜레스테롤 하루 권장량에 연연할 필요가 없다. 서양 식단에는 달걀을 쓰는 요리가 많다. 빵, 과자, 디저트, 소스와 같이 눈에 보이지는 않으나 달걀, 특히 달걀노른자가 들어 있는 음식이 많아 콜레스테롤이 높은 환자에게는 달걀노른자의 섭취를 제한하고 있다.

그러나 최근 연구들에서는 달걀의 장점을 더 많이 강조하고 있다. 우리나라에는 전을 제외하고는 달걀을 사용하는 요리가 드물다. 특히 한식을 선호하는 중장년층의 식단에는 단백질과 지방이 적은 편이다. 2010년 국민영양 섭취 조사 결과에 따르면 우리나라 60대 이상 노년층의 지방 섭취는 하루에 섭취하는 총열량의 약 9퍼센트로 매우 낮다. 지방을 과도하게 섭취할 때는 고지혈증의 위험을 증가시키지만, 세포를 구성하는 필수 성분이므로 너무 적게 섭취하는 것도 바람직하지 않다. 우리나라 노년층은 근육이 부족한 경우가 흔하고, 근육이 많은 사람들과 비교해 비타민 D가 심각하게 부족하다.

결론적으로 단백질과 필수 영양소가 풍부하고 값싼 달걀을 먹어야 한다. 삶아 먹든 부쳐 먹든 하루에 달걀 2개는 노른자까지 모두 먹고, 가능하면 매끼 달걀흰자를 2개씩 먹으면 더욱 좋다. 단백질 섭취가 많아야 뼈와 근육이 튼튼해지고 탄수화물 섭취를 줄일 수 있다. 우리나라 식단에서는 탄수화물을 과다하게 섭취하는 것이 비만과 고지혈증의 가장 중요한 원인이라는 것을 명심해야 한다.

구석기 식단이 해법일까?

최근 구석기 식단으로 건강을 되찾을 수 있다고 주장하는 의사와 영양학자들이 있다. 인류의 진화는 매우 느려서 우리 몸의 유전체계는 구석기 시대와 같기 때문에 현재의 식생활이 우리 몸에 맞지 않는다는 이론이다. 영국과 미국의 의사들 중에는 구석기인의 식사법으로 당뇨와 고지혈증, 고혈압 같은 대사 질환을 고칠 수 있고 더 나아가서는 암도 고칠 수 있다고 주장하는 사람도 있다. 그렇다면 '구석기인들은 현대인들보다 오래 살았을까?' '왜 신석기인도 아니고 구석기인일까?' '구석기인의 식사법을 어떻게 알 수 있을까?' 하는 의문이 생긴다.

구석기인의 수명은 현대인보다 짧았다. 19세기 말에 항생제와 예방주사가 개발되기 전까지 인류를 위협하는 가장 위험한 질병은 콜레라, 결핵, 천연두와 같은 각종 감염성 질환이었다. 따라서 구석기인의 수명은 50세 이하였을 것으로 추정한다.

구석기 시대는 수렵이 생활 수단이었다. 자연에서 나는 열매와 뿌리 그리고 사냥으로 잡은 고기와 낚시로 얻는 물고기로 연명했다. 아직 농사를 짓기 전이기 때문에 곡식을 얻기도 부족했다. 따라서 식사량은 절대적으로 적었고 운동량이 많았다. 식재료가 부족했기 때문에 뿌리와 껍질을 비롯해 먹을 수 있는 것이라면 뭐든지 먹었다. 또 사냥을 하거나 열매나 뿌리 식물을 매일 구할 수 있는 여건이 아니었다.

따라서 굶을 때를 대비해 섭취한 음식을 몸에 최대한 축적할 수 있도록 에너지를 지방으로 축적하는 유전자들이 발달했다. 그중 한 가지인 FTO 유전자는 우리 몸의 지방 양과 비만을 조절하는 FTO 단백질을 생산한다. 비만과 밀접한 관계가 있어 FTO 유전자를 가진 사람이 그렇지 않은 사람과 비교해 비만이 될 확률이 1.67배 높

고 그 결과 비만, 고지혈증, 고인슐린혈증, 2형 당뇨병 등 대사증후
군 발생 위험도 높다.

  신석기 시대에는 인간이 농경과 목축을 시작했다. 따라서 식재료
를 찾아서 헤매지 않고도 거주지 근처에서 스스로 식량을 생산할 수
있었다. 또 쌀이나 밀과 같은 곡식이 풍부해지면서 구석기 시대보다
탄수화물 섭취가 늘어났다. 그러나 18세기 말에 산업혁명이 일어나
기 전까지는 일부 귀족을 제외한 대부분의 사람들이 식량부족에 시
달렸다. 따라서 밥, 빵, 국수 등 탄수화물을 주로 섭취했어도 요즘의
대사증후군과 같은 증상은 드물었다. 그 이유는 사람들이 섭취하는
총 열량이 적었기 때문이다. 농사법이 발달하고 식량을 대량생산하
면서 전 세계의 식탁이 바뀌기 시작했다. 부자들의 음식이었던 흰
쌀밥과 흰 밀가루가 일반식이 되고, 귀했던 설탕과 기름이 흔해지면
서 귀족만이 즐길 수 있었던 과자, 케이크 그리고 사탕이 누구나 즐
기는 간식이 되었다.

  지금은 흔한 관상동맥 질환이 불과 30년 전 내가 의과대학을 졸
업할 무렵까지 매우 드문 질병이었고 고지혈증과 당뇨병도 흔하지
않았다. 그 당시 우리나라 사람들이 구석기 식사를 했던 것은 아니
다. 밥과 나물 반찬을 주로 먹었고 설탕과 기름 그리고 기름기가 많
은 고기의 소비가 훨씬 적었다. 요즘은 흔한 삼겹살도 80년대 초가
지만 해도 드문 음식이었고 과자나 사탕, 당분이 들어 있는 음료수
는 소풍 갈 때나 명절에 먹을 수 있는 특별한 것들이었다.

  최근 대형 마트에는 냉동식품이나 인스턴트식품들이 넘쳐난다.

공장에서 대량생산되는 이런 음식들은 유통기간을 늘리고 다시 가열해도 맛을 유지할 수 있도록 지방, 설탕, 소금의 함량이 매우 높은 고지방, 고칼로리, 고나트륨 식품들이다. 더욱이 교통수단이 발달해 걷는 시간이 적어지고, 육체활동보다는 컴퓨터 앞에서 하는 일이 늘어나면서 열량 소비는 줄었는데 열량 섭취는 그대로이거나 오히려 많아졌다.

구석기 식단과 같이 어려운 식단을 실천하지 않아도 건강을 되찾을 방법은 있다. 대사증후군이 생기는 원인을 알면 문제는 해결된다. 첫째, 설탕과 기름 같은 눈에 보이지 않는 열량 섭취를 줄인다. 둘째, 육체활동을 늘린다. 셋째, 배고플 때 먹는다. 우리는 지금도 충분히 자주, 그리고 너무 많이 먹고 있다. 배고플 때 잡곡밥에 나물로 소식하고 열심히 걸어다니면 대사증후군은 남 이야기가 될 수 있다.

Chapter 2

평생 운동하며
체험하는 것을
즐겨라

+

스웨덴 사람들은 항상 걷는다

스웨덴에서 살 때 길을 물어볼 경우가 종종 있었다. 목적지까지 시간이 얼마나 걸리는지 물으면 대부분 "가깝다, 한 10분 걸으면 된다"라고 했지만 30분 이상 걸어야 하는 경우가 대부분이었다. 얼마 지나지 않아서 그들이 10분 정도 걷는 거리는 나에게 거의 30분에 해당한다는 것을 깨달았다.

스웨덴 사람들은 참 잘 걷고 또 걷는 것을 즐긴다. 스웨덴 사람들이 주말에 가장 많이 하는 운동은 걷기다. 호수나 강을 따라 혹은 숲길을 따라 서너 시간씩 걷는다. 호수나 강이 얼어붙은 겨울에는 스케이트를 많이 탄다. 스웨덴에 살 때는 겨울이면 아이들을 데리고 스케이트를 타러 호수에 가곤 했다. 한번은 젊은 부부가 스케이트 타는 것을 구경한 적이 있는데, 아빠는 아이를 배낭에 넣어서 등에 메고 부부 각자의 배낭 끝에는 신고 온 신발을 매달은 채 호수의 끝까지 갈 예정이라고 했다. 호수 끝까지 스케이트로 2시간 정도 걸린다고 했다. 아이까지 업고 추운 날씨에 왕복 4시간 거리를, 거기다 스케이트를 타고 간다는 것이 신기했다.

스웨덴 사람들이 이렇게 잘 걷는 것도 유아원에서 시작된다. 스웨덴에서는 유아원부터 초등학교까지 계절과 날씨에 관계없이 하루 중 일정한 시간은 야외활동을 하도록 권장한다. 대부분의 유아원에서는 하루 2시간 정도 야외학습을 한다. 유모차에 탄 아기부터 5~6세 아이들까지 유아원 보모들과 함께 나들이하는 모습을 흔히 볼 수 있다. 보모들이 유아원 근처 공원에서 모래장난을 시키거나 가까운 공원에서 자연을 관찰하고, 겨울에 눈이 많이 왔을 때는 색색의 썰매를 가지고 나와 눈밭에서 뒹굴며 논다. 스웨덴 아이들은 감기도 무서워하지 않고 옷에 흙이 묻거나 젖는 것도 아랑곳하지 않으며 야외활동을 했다.

이렇게 어릴 때부터 야외에서 걷는 연습을 한 아이들은 나이가 들어 성인이 되어도 걷는 것이 자연스럽다. 유년기에 육체활동을 많이 하면 건강이 좋아지는 것은 물론이고 성인이 되어서도 건강을 유지할 수 있다. 또 육체활동을 많이 하면 두뇌 발달에도 도움이 된다. 육체활동은 혈액순환을 증가시키기 때문에 뇌에 산소와 영양분이 많이 공급된다. 또한 항스트레스성 효과가 있는 노르에피네프린과 엔도르핀이 많이 분비되기 때문에 스트레스가 감소하고 기분이 좋아진다. 각종 세포를 자극하고 재생시키는 성장인자들이 풍부하게 분비되기 때문에 뇌세포의 활동이 활발해지고, 소아의 경우 새로운 세포들이 활발하게 생성되기도 한다. 치매가 있는 노인들이 육체활동을 하면 심장과 뇌기능을 개선하는 효과가 있으므로 규칙적인 산책으로 건강을 되찾게 하는 것이 좋다.

스웨덴 아이들이
똑똑한 이유는 운동의 힘

스웨덴에서는 아이들의 체육활동을 권장한다. 이런 정책은 통계로도 확인된다. 스웨덴에서 13~15세까지 아동의 68퍼센트는 체육 동아리활동을 한다. 남녀 모두 축구를 가장 많이 하고, 남학생은 야구와 비슷한 플로어볼, 수영 그리고 아이스하키를, 여학생은 승마를 많이 한다. 금요일 저녁 버스나 지하철에서 아이스하키용 스틱을 들고 탄 학생들을 흔히 볼 수 있다.

학교 성적을 걱정하는 학부모들은 체육활동이 아이의 공부 시간을 뺏는다고 생각하기 쉽지만, 사실은 학교 성적을 높이는 데 도움이 된다는 연구 결과가 많다. 미국의 네이퍼빌 센트럴 고등학교의 사례에 따르면 학교 공부 시작 전 30분간 체육활동을 한 학생들은 독해능력이 2배, 수학 점수가 20점 이상 향상되었다. 또 다른 연구에서는 트레드밀, 즉 런닝머신을 30분간 하고 나면 문제해결 능력이 10퍼센트 향상했다.

운동을 하면 뇌혈류가 증가하고 뇌혈류가 증가하면 뇌세포들 간의 교류가 활발하게 일어난다. 또 운동 중에 발생할 수 있는 위험이나 돌발상황에 대해서도 뇌와 신경세포들이 대비하는 활동을 하게 되는데, 이는 뇌세포와 신경세포가 서로 상호 보완적으로 활발하게 활동하도록 돕는다. 체육활동은 몸으로 경험하는 최고의 뇌자극이다. 따라서 학생들의 뇌기능 발달과 성적 향상을 위해서도 체육활동을 늘리는 것이 바람직하다.

이런 체육활동은 성인이 돼도 활발하게 이어지는데, 스웨덴 인구의 약 20퍼센트인 200만 명 정도가 체육동호회에 가입되어 있다. 스웨덴은 전 세계에서 아마추어 스포츠가 가장 발달한 나라다. 몸을 건강하게 유지하고 체육활동을 하는 것은 스웨덴의 중요한 문화다. 대부분의 직장에서는 직원들의 스포츠 활동이나 체육관 운동을 권장하고 비용을 분담한다. 내가 유학할 때 주임교수의 나이가 60세였는데 부인과 함께 동네 테니스 클럽 회원으로 가입해 거의 매주 테니스를 쳤다. 또 주임교수의 비서는 40대 여성이었는데 취미로 마라톤을 시작해 병원 내 동호회 회원들과 뉴욕과 보스턴 마라톤 대회에도 출전했다. 그리고 한 한국인 이민 가정의 딸은 취미로 골프를 했는데 대학 다닐 때 국제 아마추어 골프대회에서 상위에 입상했다. 인구 950만 명으로 비교적 작은 나라인 스웨덴이 다양한 국제 스포츠 대회에서 상위에 입상하는 원동력은 바로 이런 활발한 아마추어 스포츠 활동이다.

매년 2월에는 일주일간 체육방학이 있어 스웨덴의 모든 학교가 쉰다. 그러면 대부분의 가족이 스웨덴의 북쪽이나 멀리 스위스, 미국까지도 스키를 타러 간다. 그리고 6월 중순이 되면 스웨덴 사람들은 10주간의 긴 휴가를 시작한다. 시골의 여름 집에서 휴가를 보내거나 해외로 나간다. 여름휴가 기간에는 스톡홀름의 중심가에 있는 대학병원 한 곳도 문을 닫는다. 여름휴가는 여름 집 근처에 있는 호수와 강에서 수영을 많이 한다. 스웨덴에서는 11세가 되면 누구나 50미터 배영을 포함해 총 200미터를 수영할 수 있고, 또 물놀이 중에 발생할 수 있는 사고에 대비한 응급처치법을 숙지하도록 학교에서 교육하고 있다.

우리나라 사람들은 여행을 가면 주로 관광지를 찾아다니기 때문에 육체활동보다 자동차를 타고 있는 시간이 더 많다. 스웨덴 사람들이 휴가기간 동안 한곳에 머물면서 수영, 걷기, 스케이트나 스키 등 육체활동을 많이 하는 것과는 대조적이다.

✚

스웨덴 사람들의 햇빛 사랑

스웨덴은 여름에는 해가 무척 길고 겨울에는 빨리 진다. 내가 살던 스톡홀름은 스웨덴의 남부 지방에 속하기 때문에 백야는 없었지만 겨울에는 오전 8시가 넘어야 밝아지고 낮 3시경이면 이미 어두워지기 시작했다. 여름에는 새벽 4시경에 밝아지기 시작해 다음 날 새벽 2~3시까지 미명이 남아 있다. 겨울이 길고 일조시간이 짧아서 그런지 스웨덴 사람들의 햇빛 사랑은 유난하다. 심지어 여름에 지중해변에서 나체로 일광욕을 즐기는 사람들은 모두 스웨덴 사람들을 비롯한 나이 많은 스칸디나비아 사람들이라는 농담이 있을 정도다.

햇빛은 비타민 D 합성에 꼭 필요한 요소다. 지방에 용해되는 지용성 비타민인 비타민 D는 대부분 피부가 햇빛에 노출되면 생성되고, 일부는 육류와 생선, 달걀노른자 등을 섭취하면 비타민 D_1 상태로 우리 몸에 흡수된다. 이렇게 흡수된 비타민 D_1은 간에서 D_2로 변하고, 다시 신장에서 비타민 D_3로 변하면 비로소 칼슘을 흡수해 뼈를 형성하는 기능을 하게 된다. 비타민 D가 부족하면 어린이들은 뼈 형성이 잘 안 돼 발육부진이 생기고, 뼈가 뒤틀리고 잘 부서지는 구루병에 걸린다. 어른에게는 골다공증 발생 위험이 높다. 비타민 D를 형성하기 위해서는 자외선 B가 필요한데 스웨덴의 겨울 햇볕에는 자외선 B가 부족하다. 일조량이 부족한 겨울을 대비해 자외선 B가 풍부한 여름에는 햇빛을 많이 받아야 건강을 유지할 수 있다.

햇빛은 모든 생명체가 활발하게 활동하는 데 필수적이다. 사람의 몸도 작은 우주와 같아서 제 기능을 하기 위해서는 햇빛이 필요하다. 사람의 몸에는 생체시계가 있는데 호르몬 분비와 조절, 대사작용 그리고 감정조절 등이 모두 생체시계의 주기를 따른다. 사람이 밤에는 자고 낮에는 활동하는 균형도 기본적으로 생체시계에 의해 조절된다. 햇빛이 눈에 들어오면 시신경이 햇빛의 자극을 오른쪽 뇌와 왼쪽 뇌를 연결시켜주는 간뇌로 보내면, 간뇌의 송과체라는 부위에서 멜라토닌을 분비한다. 멜라토닌은 밤에 주로 분비되어 수면을 유도하고 생식선 자극 호르몬의 분비를 억제한다. 멜라토닌은 우리 몸이 쉬면서 세포를 재생할 수 있는 조건을 만드는 호르몬이라고 말할 수 있다. 시차에 적응하기 위해 멜라토닌을 밤에 복용하는 것은 인위적으로 우리 몸이 밤으로 인식하고 수면을 취하면서 쉬게 하려는 목적이다. 멜리토닌, 성장호르몬, 부신피질호르몬 등은 생체시계 주기를 따르는 대표적인 호르몬들이다. 3교대 작업을 하거나 항공사 승무원과 같이 시차를 무시하고 일하는 사람들은 호르몬 균형 이상과 수면 장애 그리고 스트레스에 의한 심혈관 질환의 빈도가 높다.

햇빛은 생체의 대사작용을 촉진해 세포의 활동이 활발해지고 당과 지방을 더 효율적으로 연소하게 한다. 따라서 실내 운동보다 옥외에서 햇볕을 받으면서 하는 운동이 더 효과적이라고 해석할 수 있다. 비만, 당뇨, 고지혈증 환자에게 특히 점심 식사 후 15분이라도 옥외에서 걷기 운동을 권하는 것도 햇빛의 효과를 얻기 위해서다.

햇빛은 감정 조절에도 큰 영향을 미친다. 겨울에 햇살을 구경하기 힘든 북유럽에서는 겨울에 우울증 환자가 많고, 햇빛이 풍부한 여름에는 우울증 환자가 적어진다고 한다. 그래서 일부 우울증 치료에는 인공적인 자외선 치료가 이용되기도 한다.

또한 햇빛은 면역반응을 개선한다. 그러다 보니 3교대 작업자나 시차를 무시하고 생활하는 사람들에게서 면역반응 저하로 인해 감기, 과민성 대장염과 같은 질환이 자주 발생한다. 결핵과 같은 만성 소모성 질환의 치료제가 개발되기 전에는, 햇빛과 맑은 공기 그리고 충분한 영양소 섭취가 결핵을 치료하기 위한 최선의 처방이었다.

스웨덴 사람들이 여름에 얼마나 일광욕을 하는지, 원래는 하얀 피부가 붉고 검게 타서 동양인인 나보다 피부색이 진한 사람이 참 많았다. 또한 햇빛이 약한 겨울을 대비해 솔라룸(solar room)이라고 해서 중파장 자외선을 쪼일 수 있는 기구를 설치해놓은 방이 있다. 내가 살던 아파트와 근무하던 병원에도 솔라룸이 설치되어 있어 누구나 예약을 하면 사용할 수 있었다.

스스로 체험하는 것을 즐기다

스웨덴의 교육 이념은 독립적이고 창의적인 인재로 키우는 것이다. 스웨덴에서는 부자든 가난하든, 남자든 여자든 차별 없이 평등하게 교육한다. 영유아 교육과 초등학교 교육의 핵심은 놀면서 배우기다. 선생님, 친구들과 같이 놀면서 관계형성, 문제해결 능력 그리고 사회성도 기른다. 우리 둘째 아이는 네 살부터 여섯 살까지 스웨덴에서 살면서, 처음 3개월은 사립 유치원, 그다음 9개월은 공립 유아원, 그리고 다음 1년은 사립인 몬테소리 유치원에 다녔다. 앞에서 설명한 대로 세 보육기관 모두 매일 아이들과 함께 야외활동을 했고 동물 키우기, 과자 만들기처럼 아이들이 직접 참여하는 프로그램이 무척 많았다. 우리 아이가 특히 좋아했던 과목은 케이크 만들기 수업이었는데 유치원에서 밀가루, 설탕, 달걀 등을 가지고 직접 케이크 반죽을 만들어서 구워 집으로 가지고 왔다. 한번은 선생님들과 아이들이 반죽을 하며 익지도 않은 것을 찍어 먹으면서 "달다, 맛있다" "뭘 넣으면 맛이 달라질까" 하는 질문과 답변을 주고받는 것을 보고 깜짝 놀랐던 적도 있다.

둘째 아이가 다니던 유치원에서는 작은 햄스터를 키웠는데 아이들이 먹이를 주고 데리고 놀 뿐만 아니라 방학에는 집으로 데리고 가서 보살피게 했다. 또한 나의 스웨덴 친구의 중학교 2학년 아들은 실과 과목에서 한 학기 동안 의자를 만들었고, 과학 시간도 직접 실험 실습을 하는 시간이 많았다. 남녀를 구분하지 않는 교육 때문에 요리나 뜨개질을 잘하는 남자도 많고 여자들도 무거운 물건이나 험한 일에 두려움이 없었다.

언젠가 스웨덴 선생님들과 노르웨이의 북쪽 시골로 여행할 기회가 있었다. 노르웨이 오슬로에서도 비행기를 두 번 갈아타고 또 택시와 배를 타고 들어가는 시골이었다. 산중턱에 있는 오두막은 전기와 수도 시설은 물론 전화도 없었다. 화장실도 재래식이었다. 식수는 오두막 뒤쪽 호수에서 길어오고, 취사용 가스는 보트로 배달 받아서 써야 했다. 일행 중 유일한 여성이고 육체노동이라고는 해본 적이 없었던 나는 식사 준비를 돕는 일 이외는 할 수 있는 것이 없었다. 그러나 같이 간 스웨덴 선생님들은 매일 물을 길어오고 작은 보

스웨덴 사람들은 왜 피곤하지 않을까

트를 타고 바다에 나가서 물고기를 잡아왔다. 잡아온 물고기는 모두 손질해 냉동고에 넣고, 생선 내장이나 머리는 다시 바다 한가운데에 가져다 버리는 일까지 엄청난 노동을 당연하게 생각했다.

스웨덴 문화에서는 남녀노소를 막론하고 자신의 일은 스스로 하는 것이 당연하다. 연세 드신 교수님들이 직접 차나 커피를 타서 마시는 모습을 흔히 볼 수 있는 일이고, 국제학회에서 젊은 제자들과 같이 교수들이 직접 발표하는 일도 흔하다. 물론 강의 슬라이드를 비롯한 모든 필요한 준비도 스스로 한다. 노부부만 있는 가정에서도 무거운 짐을 드는 일이나 집안을 고치는 일 등 모든 일을 스스로 해결한다. 스웨덴 노인들이 무거운 짐도 들고 집안일을 다 하는 것을 보면서 조금 안쓰러운 생각이 들었던 것도 사실이다. 그러나 노인이 식사 준비부터 집안일까지 스스로 처리하는 사람들이 삶의 질이 좋고 긍정적이며 우울증이 발생할 위험이 적다는 연구 결과가 있다. 또 육체활동을 하면 뇌혈류가 증가하고, 뇌혈류가 증가하면 뇌세포 간의 교류가 활발하게 일어나 치매와 같은 퇴행성 질환의 발생 위험이 낮다.

✚

우리는 어떻게 운동해야 할까?

우리나라에서는 전통적으로 육체노동보다 지식노동을 선호하는 경향이 강하다. 내가 어렸을 때도 부모님께서 체육활동이나 집안일보다 책을 읽거나 공부하는 것을 더 좋아하셨다. 이런 경향은 거의 반세기가 지난 지금도 변함이 없다. 2~3세 아이들을 영어 유치원에 보내고 학교에 입학하기 전부터 영어나 수학을 공부시키는 것도 흔하다. 학교에 들어가면 공부와 학교 성적이 가장 중요한 목표이기 때문에 공부 이외의 다른 활동은 중요하지 않다. 이런 가치관은 육체활동을 경시하게 만든다. 학생들은 공부 때문에 운동할 시간이 없고 성인이 돼도 육체활동을 멀리하게 된다.

전 세계적으로 비만과 대사 질환에 대한 관심이 높아지면서 육체활동의 중요성이 점점 더 부각되고 있다. 우리나라에서도 어릴 때부터 운동의 중요성을 가르치고 실천하는 것이 필요하다. 아이들은 어른의 행동을 흉내 내면서 크기 때문에 어른들이 일상생활에서 먼저 실천하면서 아이들을 이끌어야 한다. 아이들이 땀을 흘리고 뛰노는 것은 현재의 육체적·정신적인 건강뿐만 아니라 미래의 건강까지 준비하는 중요한 활동이다. 따라서 아이들에게 운동의 기회를 제공하도록 가정, 학교 그리고 지역사회가 모두 함께 노력해야 한다.

운동하는 아이가 몸도 마음도 건강하다

최근 우리나라에서는 학교폭력 때문에 고통받고 심지어 자살하는 학생들이 늘고 있다. 삶이 호기심과 행복으로 가득 차야 할 청소년들에게 이런 문제가 왜 생기는지 깊이 생각해보지 않을 수 없다.

2012년 한국청소년정책연구원의 조사에 따르면 초등학생의 하루 평균 운동 시간은 70분, 중학생은 50분, 고등학생은 43분이었다.

스웨덴 사람들은 왜 피곤하지 않을까

이중 일주일에 3회 이상 규칙적으로 운동하는 초등학생은 48퍼센트에 불과했다. 책상 앞에 앉아 있는 시간이 더 길어지는 중학생이나 고등학생의 경우 이렇게 규칙적으로 운동하는 학생의 비율은 더 적을 것이다. 세계보건기구는 6세부터 17세 사이의 아이들이 적어도 일주일에 3회는 근육 단련 운동, 또 3회는 뼈를 자극하는 운동을 포함해 60분 이상 활발한 유산소 운동을 하도록 권장하고 있다. 따라서 우리나라 학생들의 평균 운동 시간은 세계보건기구의 기준에 비해 월등히 부족한 편이다.

10개월간 엄마의 뱃속에서 자라 세상으로 나온 아기들에게는 세상의 모든 것이 공부고 호기심의 대상이다. 특별한 것을 가르치지 않아도 엄마의 따듯한 체온, 주위 가족들의 보살핌 모두 아기가 세상에서 잘 살아가는 방법을 터득하는 재료들이다. 아기가 크면서 젖을 떼고 이유식을 먹고 걷고 자기 손으로 밥을 먹기 시작하면서 한 사람의 독립적인 인격체로 성장을 시작한다. 이 과정에서 호르몬의 역할이 매우 크다.

성장호르몬의 분비는 3~4세부터 성장에 가속도가 붙는 7~8세까지 매우 많아지다가 잠깐 주춤한 후, 초등학교 고학년이 되면 다시 많아져 대부분 중학교 시기에 생애 최고에 도달한다. 여학생의 경우에는 다소 시기가 앞선다.

2차 성장 시기에 남자아이는 남성호르몬의 분비가 왕성해져 얼굴에 여드름 꽃이 피고, 목소리가 굵어지고, 성기의 변화를 느끼게 된다. 여자아이는 가슴이 나오고 월경이 시작되며, 몸매의 변화가 생기게 된다. 드디어 어른들의 보살핌을 받는 아이에서 다음 세대를 생산하고 책임져야 하는 어른으로 성장하는 시기다.

성장호르몬은 뼈와 근육이 자라게 하고 몸을 키울 뿐만 아니라 정신적인 기능에도 많은 영향을 미쳐 독립심, 결단력과 추진력을 증가시킨다. 이는 부모의 울타리에서 벗어나 독립된 성인이 되는 과정이다.

남성호르몬은 남성적으로 성숙해 2세를 갖을 수 있는 신체 구조를 만드는 것은 물론이고, 성장호르몬과 함께 육체적 활동을 요구한다. 마치 구석기인처럼 산과 들로 뛰어다니며 사냥을 하는 본능이 생애 가장 강하게 나타나는 시기인 것이다. 들과 산을 헤매면서 사냥을 하며 발산하던 에너지는 현대의 중고등학생들에게 이르러 기껏해야 한 평이 안 되는 책상 앞에서 부글거리고 있다. 이때는 냄비 속의 국이 끓어서 넘치려 할 때 얼른 뚜껑을 열어서 김을 빼줘야 하는 시기와도 같다. 최근에 입에 올리기도 힘든 '왕따'라는 단어가 자주 들리고, 자살과 같은 상상할 수 없는 불행한 소식이 들리는 것은 책상 앞이라는 좁은 우리에 갇혀 있는 우리의 아이들이 발산해야 할 에너지가 갈 곳을 몰라서 생기는 불행한 현상이다.

학교에서 여럿이 같이하는 그룹 스포츠와 같은 방식으로 에너지를 사용할 수 있다면, 공부를 잘하는 아이, 운동을 잘하는 아이, 남을 잘 배려하는 아이 등등 어느 누구도 뒤처지지 않고 꼭 필요한 사람으로 행복하게 지낼 수 있지 않을까? 반 대항, 학교 대항 운동 시합은 남성적인 정복 욕구를 해결하고 서로 도와야만 이길 수 있다

스웨덴 사람들은 왜 피곤하지 않을까

는 협동심도 배울 수 있는 좋은 기회다.

직장인을 건강하게 만드는 일상 운동법

내 진료실은 사무실이 밀집된 지역에 있어 젊은 직장인들이 많이 찾는다. 정기 건강검진에서 지방간 혹은 고지혈증이 발견되어 상담하려는 환자도 꽤 많다. 이런 젊은 직장인들 중 특히 남성의 경우 직장생활을 시작하고 1~2년 만에 체중이 7~8킬로그램 늘었다는 사람이 드물지 않다. 직장에서 야근이 많아 저녁 식사 후에 야식을 먹거나 잦은 회식으로 운동할 시간을 전혀 낼 수 없다고 한다. 실제로 2005년 국민건강영양조사에 따르면 30~40대 성인의 에너지 공급원 중 1위는 쌀, 2위는 소주, 3위는 라면, 4~5위는 돼지고기였다. 따라서 기름진 음식을 피하고 18세 이상 성인이라면 강도 있는 유산소 운동을 일주일에 150분 이상, 심한 유산소 운동은 75분 이상 하도록 권장한다. 또 일주일에 2회 이상 근육 운동을 하는 것이 좋다.

한 취업 포털사이트의 조사에 따르면 우리나라 직장인의 일주일 평균 운동 횟수는 1.6회이고, 운동을 전혀 하지 않는 사람이 38퍼센트다. 운동을 하지 못하는 가장 흔한 이유는 과도한 업무 때문에 시간이 없어서였다.

우리나라 직장인의 평균 통근시간이 편도 50분이라고 하니 야근이나 회식이 없어도 직장인의 귀가 시간은 7시가 넘을 것이다. 만일 회식이라도 있다면 10~11시 혹은 그보다 더 늦은 시간에 귀가하는 것도 드물지 않다. 따라서 운동할 수 있는 시간이 절대 부족하다.

피로, 스웨덴에서 답을 찾다

현재의 생활방식을 한꺼번에 바꿀 수는 없다. 그러나 약간의 노력만으로도 상당한 효과를 얻을 수 있다. 출퇴근 시 대중교통을 이용하면서 계단을 걸어서 올라가고, 사무실 안에서 이동할 때 조금 빠른 걸음으로 걷는다. 또 점심시간에 사무실 밖으로 나가서 15분 정도 걸으면서 햇볕을 쪼인다. 업무 중 한두 시간에 한 번씩 팔을 머리 위로 쭉 뻗는 스트레칭을 실천한다. 등과 허리를 곧게 세우고 앉는 자세는 등과 허리 근육을 긴장시키기 때문에 구부정하게 앉은 자세보다 칼로리 소모가 많고 근육을 강화하는 데 도움을 준다.

스마트하지
못한
스마트기기와
이별하라

✚ 스마트기기와 뇌의 상관관계

몇 년 전 외국 출장 중에 아침 식사를 하려고 들른 호텔 식당에서의 일이다. 비즈니스맨같이 보이는 중년의 백인 남자 두 사람이 마주 앉아서 당시에 최첨단이던 블랙베리 휴대전화를 각자 들여다보고 있어 이상하게 생각한 적이 있다. 그러나 이제 이런 모습은 우리나라의 어디서나 흔히 볼 수 있는 풍경이 되었다. 가족이 같이 식사하는 식탁에서 젊은 자녀들이 스마트폰을 들여다보는 것은 더 이상 잔소리거리가 되지 않는다. 심지어 병원에서 진료를 받는 순간에도 스마트폰의 문자 알림 소리는 멈출 줄 모른다. 의사의 눈치를 보기는 하지만 손은 계속 움직인다. 이제 막 기어다니기 시작한 아기들도 스마트폰에 집중하는 걸 보면 정말 대단한 위력이다. 이렇게 자는 시간을 제외하고 일상생활 깊숙이 들어와 있는 스마트기기는 과연 우리에게 어떤 영향을 미칠까?

우리나라는 세계 제일의 IT 강국이다. 우리나라 방방곡곡 어디에서나 인터넷 접속이 가능하고 속도도 매우 빠르고 편리하다. 2013년 구글 코리아의 조사에 따르면 우리나라의 스마트폰 보급률은 73퍼센트이고, 이 중 63퍼센트는 외출 시 반드시 스마트폰을 휴대하며 72퍼센트는 하루에 한 번 이상 스마트폰으로 인터넷 검색을 한다고 한다.

전화와 문자, 사진 촬영 기능뿐만 아니라 페이스북, 트위터, 카카오톡, 라인, 밴드 등 각종 소셜 네트워크 시스템을 사용할 수 있고 정보검색을 비롯한 컴퓨터 기능까지 갖춘 스마트폰은 우리 생활을 많이 변화시켰다. 젊은 사람들은 정보가 확실하지 않을 때 "싸우지 말고 네이버에게 물어보라"고 하고, 구글에서 찾아본다는 뜻으로 '구글링'이라는 말을 보통 동사로 사용할 만큼 보편적이다. 스마트폰에 연결된 카메라 덕분에 누구나 사진가가 되고, 세계 어디를 여행해도 스마트폰으로 사진을 찍어 실시간으로 보내는 스마트한 세상에 살고 있다.

스마트폰을 비롯한 스마트기기의 홍수 속에서 현대인은 40년 전과 비교해 3배 이상 더 많은 정보에 노출되어 있다. 그러나 이렇게 많은 정보에 노출되면 뇌가 처리해야 할 정보가 많아지기 때문에 뇌가 혹사당한다. 업무를 처리하다가 모바일 메신저로 친구가 말을 걸면 업무와 메신저로 받은 정보를 동시에 처리하게 되는데, 우리의 뇌는 한꺼번에 여러 가지 일을 동시에 수행하는 능력이 약하다. 따라서 뇌에 들어온 정보를 처리하는 전두엽이 쉽게 피로해지고 업무 효율이 감소하면서 실수가 많아진다.

뇌세포가 혹사당하면 뇌가 스트레스로 인식해 스트레스호르몬인 코티솔의 분비가 많아지며, 그로 인해 면역기능이 감소한다. 최근 젊은 직장인들 사이에서 대상포진으로 진료받는 사람이 많다는 보도가 있었는데, 이는 젊은 직장인들이 스마트기기를 가장 많이 사용하는 집단인 것과 관계가 있다.

대상포진은 수두 바이러스와 비슷한 바이러스 질환이다. 대상포진 바이러스는 소아기에 우리 몸에 침입해 잠복해 있다가 우리 몸의 면역기능이 약해지면 활동을 시작한다. 이 바이러스는 신경을 따라 감염이 진행되기 때문에 대상포진 초기에는 심한 신경통이 시작되고, 2~3일 지나면 신경이 지나가는 통로를 따라 발진과 함께 물집이 생긴다. 면역기능이 정상이고 초기에 항바이러스제를 사용하면 일주일 이내에 발진이 사라지고 자연적으로 치유되지만, 면역기능이 약하거나 항바이러스제 치료가 지연되면 발진과 물집이 오래 지속되고 통증도 매우 심하다. 또 물집이 생긴 곳에 세균이 감염되면 고름이 생기고 흉터가 심하게 남을 수도 있다.

스마트폰과 같은 기기의 사용은 전두엽을 자극해 도파민이라는 신경전달물질의 분비를 촉진한다. 도파민은 즐거운 기분과 행복감을 느끼게 하는 물질로 스마트폰을 사용하면 도파민이 분비되기 때문에 한 번 경험하면 자꾸 자극을 원하게 된다. 그러나 이렇게 도파민이 배출되면 전두엽은 짧고 강한 자극에 익숙해지면서 전두엽의 정상적인 기능을 잃어버리게 된다. 전두엽은 뇌의 성장과정에서 가장 늦게 완성되고 또 가장 먼저 손상되는 부위다. 전두엽은 역동적 사고력, 전략적 집중력, 비판적 사고력, 판단력, 의사 결정력, 문제해결 능력, 혁신적 사고 등을 하는 기관이다. 스마트폰을 계속 사용하면 즉각적인 즐거움을 추구하게 되고 전두엽의 중요한 기능을 상실하게 된다. 따라서 스마트폰을 지나치게 오래 사용하면 마치 사고로 뇌손상을 입었을 때와 비슷하게 인지능력이 감소하고, 기억력이 손실되면서 집중하지 못하고 감정적인 기복이 심해진다.

페이스북이나 트위터와 같이 사람과 사람을 연결해주는 소셜 네트워크 시스템을 적극적으로 사용하고 있음에도 불구하고 스마트폰을 오래 사용하는 사람들은 고립감이나 우울감을 느끼는 확률이 높고 염려증, 불안감이 더 많다고 한다. 게다가 스마트폰을 사용하는 자세는 새로운 질병을 만들어낸다. 고개를 숙이고 스마트폰을 눈에 가까이 대고 보는 자세는 목디스크와 어깨 근육 경직의 주원인이다. 또 스마트폰을 양손에 잡고 주로 엄지손가락을 사용하기 때문에 손목터널증후군, 엄지손가락 관절통이 발생한다. 또한 장시간 앉아서 스마트폰에 몰두하면 운동시간이 줄어들고 대사증후군이 발생할 위험이 높아진다.

식당에서 외식을 할 때도 부모가 다른 이와의 대화에 열중한 사이, 초등학생은 물론이고 더 어린 아기들까지 스마트폰이나 스마트기기로 만화영화를 보거나 게임을 하는 장면을 흔히 볼 수 있다. 2012년 육아정책연구소의 조사에 따르면 우리나라 3~5세 사이의 아동 약 40퍼센트가 스마트폰을 일주일에 3번 이상 이용한다. 전두엽 기능 장애는 성인에게도 심각하지만 두뇌 발달이 완성되지 않은 아동에 게는 더욱 심각하다. 출생 당시 아기의 뇌는 아직 발달이 완성되지 않은 상태로, 5세까지 급속하게 발달해 거의 어른의 뇌와 같은 기 능을 갖게 된다. 또한 아이의 뇌는 말하기, 듣기, 놀이와 같은 활동, 사람들과의 상호관계와 자극을 통해 사춘기까지 꾸준히 발전한다.

그러나 스마트기기를 지나치게 많이 사용하면 아이들이 뇌가 균 형 있게 발달하지 못한다. 짧은 자극에 민감한 좌뇌가 주로 발달하 고 상대적으로 우뇌의 발달에 장애가 생긴다. 우뇌는 교우관계와 같은 사회적인 관계형성에 필요한 기능을 한다. 저학년일 때는 단 순히 교우관계를 형성하지 못하거나 주의력 결핍 과잉행동 장애인 ADHD(Attention Deficit Hyperactivity Disorder)와 같은 증상이 의심되 지만, 고학년이 될수록 논술이나 논리적인 이해가 필요한 학습능력 이 부족해진다.

스마트기기를 지나치게 사용하는 아동들은 주변을 살피지 못해 넘어지거나 자동차 사고를 당하는 경우도 많다. 또 육체활동이 부족 해 신체발달이 미숙할 뿐만 아니라 비만과 고지혈증, 혈당 상승과 같은 대사증후군의 위험도 높다.

스마트기기는
뇌기능을 퇴화시킨다

우리나라에서는 이제 나이에 상관없이 많은 사람이 일상적으로 스마트기기를 사용한다. 중년인 나도 전자 차트를 이용해 진료를 하고 있어 인터넷에 늘 연결되어 있다. 진료하면서 신문도 읽고 최신 의학 논문과 정보도 인터넷 검색을 통해서 얻는다. 항상 가지고 다니는 스마트폰도 전화와 문자뿐만 아니라 이메일, 카카오톡 메시지가 온 것을 계속 알려준다. 사실 나한테 오는 이메일이나 문자, 카카오톡 메시지가 일하는 중간에 꼭 받아야 할 정도로 급할 것은 없는데도 버릇처럼 켜놓고 있게 된다. 또 진료 사이사이에는 꼭 필요한 정보를 찾기 위해서 인터넷 서핑을 하는 경우도 꽤 있지만 대개는 자투리 시간에 버릇처럼 이용한다.

컴퓨터나 스마트폰과 같은 디지털 기계는 단순한 정보를 기억하는 데 필요한 뇌의 노동을 대신할 수 있다. 그러나 우리의 뇌는 단순한 정보를 기억하는 데 그치지 않고, 정보를 뇌 안에 담고 장기간 기억할 수 있도록 저장하고 나아가 정보들을 상호 연결한다. 뇌가 이러한 활동을 수행하기 위해서는 정보를 습득하고 기억을 오랫동안 저장하는 단계를 거치는 시간이 필요하다. 이 과정을 모두 거쳐야 필요할 때 장기 저장된 기억들을 다시 꺼내고 재조합해서 사물이나 현상을 판단하고 창의적인 생각을 하는 바탕이 된다. 그러나 쉴 새

없이 뇌로 들어오는 다양한 정보가 필요한 정보를 장기간 기억할 수 있는 뇌활동을 방해하기 때문에, 얻은 정보는 많으나 오랫동안 기억해 지식을 축적하기에는 부족하다.

우리나라의 휴대전화 보급률은 2008년에 이미 93.8퍼센트에 이르렀다. 이 중 스마트폰 보급률은 67.6퍼센트로 세계 최고다. 2007년에 취업·인사 포털 인크루트와 리서치 전문기관 엠브레인에서 직장인 2030명을 대상으로 '건망증이 업무에 미치는 영향'을 조사했는데 63.1퍼센트가 전화번호와 약속을 기억하지 못하는 건망증 증세를 경험했다고 답했다. 이들 거의 대부분이 스마트폰으로 접하는 정보의 과부하로 인한 스트레스와 전화번호나 약속을 일일이 기억할 필요가 없는 환경을 주요한 원인으로 생각하고 있었다. 이렇게 암기할 필요가 없는 뇌는 퇴화한다.

디지털기기에 의존하다가 기억력과 사회성이 약해지는 현상을 '디지털 치매'라고 하는데 이는 2004년 국립국어원에 등재된 단어다. 디지털 치매는 디지털기기에 의존하는 성인뿐만 아니라 뇌기능이 발달하는 단계인 아동기에도 나타난다. 오락 영상물이나 학습용 영상물에 오래 노출된 아동에게 나타나는 유아비디오증후군과 유사하다. 한국정보화진흥원의 조사에 따르면 스마트폰이 없으면 안절부절 못하고 화내는 증상이 있는 스마트폰 중독자는 5~9세 아동의 7.9퍼센트, 10~19세 청소년은 10.4퍼센트, 20~49세 성인은 6.8퍼센트였다. 이런 스마트폰 중독 증상이 있는 사람들에게서 수면 장애와 만성 피로도 흔히 발견되었다.

잠들기 전까지 스마트폰을 사용하면 스마트폰의 빛 때문에 잠이 오지 않을 뿐 아니라, 스마트폰에서 나오는 각종 정보들이 뇌를 각성시키기 때문에 잠이 들기 어렵다. 또 잠이 들어도 뇌가 각성상태를 유지하기 때문에 숙면하지 못하고 피로가 풀리지 않는다. 따라서 잠을 자도 여전히 피로하고 낮에 졸거나 정신을 집중하기 어려운 증상이 발생한다.

✚

스마트기기와 대사 이상증후군

대사 이상증후군은 고혈압, 당뇨, 고지혈증, 비만이 3가지 이상 복합적으로 나타나는 증후군으로 대사증후군을 갖고 있으면 일반인에 비해 심혈관 질환의 발생 위험은 2배 이상, 당뇨병 발생 위험은 4~6배 이상 높아지고 유방암이나 대장암 같은 각종 암 발생의 위험도 상승한다.

2012년 보건복지부의 국민영양실태조사에서 30세 이상 성인의 28.8퍼센트가 대사증후군 유병률을 보였다. 남성은 31.9퍼센트, 여성은 25.6퍼센트였다. 또 남성의 경우 사무직 종사자를 1로 했을 때 서비스 및 판매 종사자는 0.84배, 농림어업 종사자 0.57배, 단순노무 종사자 0.55배로 사무직 종사자가 대사증후군 위험요소가 가장 높았다. 이는 부산 산업보건센터에서 2012년 후반기부터 2013년 전반기까지 부산과 경남 지역 근로자를 대상으로 조사한 결과와 일

치한다. 연령대가 비슷한 남성 근로자 중에서 사무직이 생산직보다 대사증후군은 약 5퍼센트, 비만 유병률은 10퍼센트 정도 높았다. 이는 주로 컴퓨터로 작업하는 사무직 근로자의 육체활동이 부족하기 때문인 것으로 해석할 수 있다.

우리나라 청소년에게서도 대사증후군이 급격히 증가하고 있다. 원인은 고지방, 고칼로리로 대표되는 서구화된 식습관, 과도한 학업생활과 스마트기기 사용으로 인한 신체 활동량의 감소다. 이런 청소년의 생활습관이 건강에 미치는 영향은 연구 결과로도 확인할 수 있다.

최근 10년 동안 우리나라 청소년의 대사증후군 발병률은 2배 가까이 증가했다. 분당 서울대병원 내분비내과 임수 교수의 연구팀과 미국 테네시 의대 리구오리 교수 연구팀이 각 나라의 국민건강영양조사 자료에서 한국과 미국 12~19세 청소년층의 대사증후군 발병률을 비교 분석한 결과, 국내 청소년층은 1998년 4퍼센트였던 대사증후군 발병률이 2007년 7.8퍼센트로 2배 가까이 증가한 것으로 나타났다. 이에 비해 미국 청소년의 대사증후군 발병률은 1988~1994년 7.3퍼센트에서 2003~2006년 6.5퍼센트로 감소했다. 이는 우리나라 청소년층에서 대사증후군이 매년 0.4퍼센트씩 증가해 약 2만 2000여 명의 청소년이 새롭게 대사증후군에 걸린다는 것을 의미한다.

우리나라의 대사증후군 진단 기준 중 하나인 혈액 내 중성지방의 농도가 높은 고중성지방혈증이 있는 청소년이 2007년에 31.2퍼

피로, 스웨덴에서 답을 찾다

센트로 1998년의 25퍼센트와 비교해 증가했고, 복부비만도 12.4퍼센트로 1998년의 9.5퍼센트와 비교해 증가했다. 이렇게 대사증후군이 있는 청소년은 성인이 되었을 때 심혈관 질환이 발생할 위험이 높다.

✚

스마트기기와 관절 질환

손목터널증후군, 엄지증후군, 거북목증후군은 예전에는 들어보지 못하던 병명이다. 모두 작은 스마트폰을 들여다보면서 손가락만 움직이는 자세를 오랫동안 유지하면서 생기는 증상이다.

손목터널증후군과 엄지증후군은 작은 스마트폰을 꼭 잡고 엄지를 자주 이용한 결과 생기는 질병으로, 손목 관절과 엄지손가락 관절에 염증이 생겨서 붓고 쑤시는 증상이다.

거북목증후군은 고개는 앞으로 빼고 어깨와 팔에는 잔뜩 힘을 준 자세를 의미한다. 머리를 받치고 있는 경추는 정상적으로 약간 뒤로 휘는 곡선을 이루고 있으며 머리의 무게를 분산시킨다. 거북목증후군은 이런 경추의 정상적인 곡선이 일자로 서면서 마치 고개를 앞으로 빼는 자세가 되는 현상이다. 고개가 1센티미터 앞으로 빠질 때마다 목뼈에는 2~3킬로그램의 하중이 더 실린다. 거북목증후군이 있는 사람들은 최고 15킬로그램까지 목에 무게가 실려 당연히 뒷목과 어깨가 결리고 아플 수 있다. 목 근육이 긴장하는 이런 상태가 오래가면 근육통이 계속되면서 자세를 교정해도 통증이 계속되는 경우가 흔하다. 이 경우에는 경추에서 신경이 나오는 간격이 좁아지고 염증이 생기면서 뒤통수 아래 신경이 머리뼈와 목뼈 사이에서 눌린다. 또 목 부위 척추가 꺾이고 척추에서 양쪽 팔로 지나가는 신경이 눌리면서 어깨, 팔, 등이 쑤시고 양쪽 손가락 끝까지 저린 증상이 생길 수 있다.

손목터널증후군, 엄지증후군, 거북목증후군은 모두 컴퓨터나 스마트폰이 없던 시절에는 사용하지 않던 관절과 근육을 무리하게 많이 사용한 결과다. 요즘같이 스마트폰과 컴퓨터가 일상의 대부분을 차지하는 시대에 스마트기기를 전혀 사용하지 않을 수는 없다. 이런 문제를 방지하는 가장 좋은 방법은 꼭 필요할 때만 스마트기기를 사용하고, 사용할 때도 한 시간에 한 번씩은 관절을 스트레칭하면서 근육과 관절을 쉬게 하는 것이다.

일상생활을 스마트하게 도와줄 목적으로 만든 스마트기기도 너무 의존하면 건강에 심각한 해를 준다. 특히 청소년의 뇌발달과 지능발달 그리고 신체발달에 심각한 폐해를 주고 있다. 우리 청소년들이 스마트폰을 잠시 멀리하고, 읽고 생각하는 기쁨을 누리고 육체활동의 즐거움을 알 수 있게 할 묘책이 아쉽다.

＋

IT 강국 스웨덴의 스마트한 정책

스웨덴도 스마트기기 선진국이다. 2013년 3월 통계에 따르면 스웨덴에서 휴대전화를 사용하는 사람의 79퍼센트가 스마트폰을 사용하고 있고, 스마트폰을 사용하는 이들은 거의 매일 인터넷을 이용한다. 또 스웨덴 가정의 90퍼센트 이상에서 인터넷 사용이 가능하고, 16세에서 74세 사이 국민의 93퍼센트가 인터넷을 이용한다. 2~3년 전에 스웨덴 정부는 전 국민에게 이메일 주소를 부여했다.

이렇게 인터넷이 발달한 스웨덴은 컴퓨터 게임도 발전해 우리나라와 견줄 만한 게임 강국이다. 스웨덴의 기술과 스토리로 무장한 인터넷 게임은 80년대를 풍미한 스웨덴 팝그룹 아바(ABBA) 이후 가장 유명한 스웨덴의 문화 수출품이다. 스웨덴 출신의 프로 게이머인 기욤 패트릭은 우리 아들도 이름을 알 정도다. 스웨덴이 컴퓨터 게임을 수출해 얻는 경제 효과는 전설적인 스웨덴의 영화감독 잉마르 베리만(Ingmar Bergman)이나 아우구스트 스트린드베리(August Strindberg)의 업적과 비교도 안 될 정도로 막대하다.

스웨덴에서 컴퓨터 게임은 대학의 교육과정에서 탄생해 현재도 대학 연구소와 산업체의 협력으로 발전하고 있으며, 스웨덴 정부에서는 새로운 산업으로 전망하며 지원하고 있다. 최근에는 학교에서 컴퓨터 게임을 정식 과목으로 채택해 학생들의 창의성을 높이는 기회로 삼기로 했다. 물론 이런 개방적인 정책에 대한 비판 의견도 많고 게임 중독에 대한 우려가 존재하는 것도 사실이다.

따라서 우리식으로 스웨덴 IT 정책의 긍정적인 면을 여과해 흡수해야 한다. 컴퓨터 게임에 대한 스웨덴 사회의 이런 유연한 태도와 야외활동을 중요하게 생각하고 실천하는 생활방식이 스마트폰의 부정적인 영향을 줄이는 가장 좋은 방법일 것이다.

Chapter 4

내 몸을
망치는
수면부족에서
탈출하라

우리나라에는 24시간 영업하는 곳이 참 많다. PC방과 같은 특수 영업장뿐만 아니라 카페, 미용실 심지어 24시간 배달 가능한 음식점까지 다양한 업종의 가게들이 하루 종일 열려 있다. 그만큼 밤에 잠을 자지 않는 인구가 많다는 증거다. 2013년 국민건강보험공단의 통계에 따르면 우리나라 사람들 중 수면 장애로 치료를 받은 사람이 5년간 평균 12퍼센트 증가했다. 수면 장애는 건강의 적신호이자 피로의 주범이므로 원인을 찾아 반드시 치료해야 한다.

의학적인 의미의 수면은 잠이 깊이 들어 주위의 변화를 알지 못하고 자극에도 반응이 없는 상태를 말한다. 수면은 전문적으로 얕은 잠인 렘수면(REM Sleep)과 깊은 잠인 논렘수면(Non REM Sleep)으로 나뉜다. 논렘수면은 수면에 접어드는 초기, 의식이 깨어 있는 중간, 업어가도 모를 만큼 깊이 자고 있는 상태까지 3단계로 나눌 수 있다. 논렘수면의 초기에는 주위 변화도 인지하고 근육들도 주위에 즉각 반응하도록 긴장을 늦추지 않고 있다가 점차 온몸의 근육이 이완되고 잠에서 깨어나기 어려운 깊은 수면상태로 들어간다. 렘수면의 렘(REM)은 'Rapid Eye Movement'의 약자로 눈동자가 빠르게 움직이는 상태를 뜻한다. 잠에서 깨어나는 반응은 느리지만 뇌활동은 마치 깨어 있을 때와 비슷하다. 렘수면은 신경전달물질인 아세틸콜린이 많으면 시작되고 세로토닌에 의해 억제된다. 잠자는 동안 논렘수면과 렘수면이 반복되는데 논렘수면 중 깊은 수면을 하는 3단계가 가장 길고, 깨어나기 직전에 렘수면이 많다.

우리 몸의 생리현상은 대부분 생체시계에 의해 조절되는데 수면도 마찬가지다. 햇빛이 많으면 멜라토닌 분비가 적어지고 우리 몸이 깨어난다. 반면 해가 지고 어두워지면 멜라토닌의 분비가 증가하면서 잠이 온다. 개인 차이가 있지만 수면 시간은 건강을 유지하기 위해서는 6~7시간이 적당하다.

수면 시간이 부족하면 뇌의 전두엽 기능이 감소해 인지기능 장애, 성격 장애가 발생한다. 수면 시간이 절대적으로 부족한 사람들의 경우 비만, 고혈압, 당뇨병 발생 위험과 심혈관 질환으로 인한 사망 위험 그리고 암 발생 위험이 2배 이상 높다. 개인적인 습관에 따라 수면 시간이 달라지지만, 유전적 영향도 크다. 특정 유전자의 변형이 있는 사람들은 수면 시간이 2시간 정도로 적다.

"왜 자야 하는가?"에 대한 가장 쉬운 대답은 "졸리니까 잔다"이다. 수면은 외부의 유해한 자극으로부터 나를 보호하고 세포를 재생하는 시간이다. 자야 하는 이유를 자지 않으면 벌어지는 결과로도 분석하는데, 잠을 못 자면 면역기능에 장애가 발생해 감염성 질환에 걸릴 위험이 높다. 잠을 못 자면 성장호르몬을 비롯한 호르몬 균형에도 장애가 발생한다. 또한 대뇌의 전두엽이 퇴화하고 기억력, 인지능력이 모두 감소한다. 특히 성장기 어린이가 잠을 못 자면 두뇌 발달이 지연되어 지능이 낮아지고, 성장이 늦어진다.

누구나 한 번쯤 경험했듯이 잠을 제대로 못 자면 몸과 정신에 여러 가지 문제가 발생한다. 밤에 숙면을 취하지 못하면 낮에도 피로하고 몸의 활기가 떨어져 무력감을 느끼게 되며, 이런 상태가 지속될 경우 자칫 만성적인 불면증으로 이어질 수 있다. 또한 수면 시간이 충분해도 깊이 잠들지 못해 수면의 질이 나쁘면 집중력과 인지능력을 떨어뜨려 학습이나 일 처리 능률을 저하시키고 어지럼증, 두통과 같은 신체 증상이 발생한다. 심신의 건강 유지를 위해 수면은 반드시 필요하다. 최근 스웨덴의 학자들이 영국 의학지에 발표한 바에 따르면 같은 사람이 8시간 충분히 자고 난 후에 찍은 얼굴 사진과 31시간 동안 자지 못하고 찍은 얼굴 사진을 보면 충분히 잔 경우가 더 건강하고 매력적으로 보인다고 한다.

우리나라는 24시간 영업하는 사업장이 많기 때문에 수면부족으로 인한 건강문제가 생기기에 충분한 환경이다. 특히 해가 지고 밤이 깊어지면 멜라토닌의 농도가 올라가기 시작하므로 밤 10시부터 새벽 2시까지 멜라토닌 농도가 높은 시간에 자는 것이 생체시계를

스웨덴 사람들은 왜 피곤하지 않을까

유지하는 데 좋다.

만일 밤에 일해야 한다면 낮에 자는 시간을 일정하게 유지하는 것이 좋고, 기상 후에는 햇볕을 받으며 30분 정도 산책하는 것이 생체시계를 건강하게 유지하는 방법이다. 점심 식사 후에 즐기는 잠깐의 낮잠은 신체의 긴장을 줄이고 에너지를 재생하는 효과가 있다. 이때 약 15분 정도 깊이 자는 것이 좋다. 30분 이상 길게 자면 밤잠을 설치고 생체시계를 교란시키기 때문에 오히려 좋지 않다.

✚

수면부족과 면역기능

38세 남성인 김형수 씨는 두통이 먼저 있다가 왼쪽 이마에서부터 눈꺼풀 쪽으로 작은 발진이 생기더니 점점 부위가 넓어지는 증상 때문에 병원을 찾았다. 진단 결과 대상포진이었다. 동대문시장에서 옷가게를 운영하는 김형수 씨는 밤 12시부터 낮 12시까지 영업하고 그 이후에 자는 생활을 6년째 하고 있었다. 최근 6개월은 옷 제조공장 문제로 낮에도 일을 하는 경우가 많아 수면 시간이 3~4시간으로 부족할 뿐만 아니라 깊이 잠들지 못하고 깨는 일이 잦다고 했다. 대상포진은 헤르페스 바이러스가 신경을 따라 염증을 일으키는 질환으로 면역기능이 약할 때 주로 발생한다. 수면부족은 우리 몸의 면역기능을 악화시키는 대표적인 원인이다.

잠을 충분히 자지 못해 짜증이 나고 일에 집중하기 어려우며 그저 자고 싶은 생각만 드는 경험은 누구나 했을 것이다. 잠을 잘 자지 못하는 날이 많으면 입술이 부르트거나 감기에 걸리는 경험을 흔히 한다. 대부분의 성인은 입술에 물집이 잡히고 부르트는 원인인 헤르페스 바이러스를 보유하고 있다. 또 감기의 원인 바이러스들도 늘 공기 중에 존재하는데, 신체의 면역기능이 약해지면 입술에 포진이 생기거나 쉽게 감기에 걸린다.

우리 몸의 면역체계는 혈액세포 중에서 백혈구가 담당한다. 백혈구는 기능에 따라서 B임파구, T임파구, 자연살해 세포 등으로 다양하게 분류되며, 각 세포들은 각종 사이토카인들을 분비해서 면역기능을 증폭시킨다. 수면 장애가 있는 환자는 감염증세가 없어도 B임파구와 헬퍼 T세포의 수가 증가하고, 헬퍼 T세포의 기능이 증가하면 각종 사이토카인 분비도 증가한다. 이렇게 면역기능이 이유 없이 높아지면 정작 세균이나 바이러스가 침입했을 때 제대로 기능하지 못해 감기나 대상포진과 같은 각종 감염성 질환이 발생한다.

또한 면역기능은 외부에서 침입하는 세균이나 바이러스만 퇴치하는 것이 아니고 우리 몸에서 자연히 발생하는 이상 세포, 다시 말해서 유전자 변이가 발생한 돌연변이 세포들도 제거하는 기능을 한다. 그러나 면역기능이 오랫동안 높게 지속되면 돌연변이 세포들을 제대로 처리하지 못해 돌연변이 세포의 수가 많아지고, 암으로 발전할 가능성이 높다.

수면부족과 호르몬 대사작용

우리 몸의 생리현상은 대부분 생체시계에 의해서 조절된다. 잠을 자면 우리 몸의 생체시계가 밤으로 인식해 낮 동안 각종 자극에 시달렸던 세포들은 휴식을 취하고, 손상을 입은 세포들을 치유한다. 해외여행에서 생기는 시차로 인한 불면증은 멜라토닌으로 치료한다. 멜라토닌은 뇌를 쉬게 하고 수면을 유도하는 일종의 호르몬인데 어두울 때 분비되고 빛이 있으면 줄어든다. 햇빛이 우리의 눈을 통해서 들어오면 뇌는 낮으로 인식해 멜라토닌의 분비가 줄면서 세포들이 활발하게 활동을 시작한다.

흔히 스트레스호르몬으로 알려져 있는 부신피질호르몬은 수면장애가 있을 때 가장 영향을 많이 받는 호르몬이다. 부신피질호르몬이 분비되는 양은 아침에 가장 많고 오후에 감소하기 시작해서 자기 전에 가장 낮은 농도를 유지한다. 일주일 정도 잠을 자지 못하면 오후에 정상적으로 부신피질호르몬이 감소하지 못하고 밤에도 높게 유지된다. 부신피질호르몬은 혈당을 조절하는 인슐린의 작용을 방해하기 때문에 인슐린이 있어도 혈당이 조절되지 않는 인슐린 저항성이 발생한다. 인슐린 저항성은 비만과 대사 이상증후군의 원인이다. 더욱이 잠이 부족하면 식욕을 억제하는 호르몬의 분비가 적어지고, 식욕을 촉진하는 호르몬의 분비는 증가하기 때문에 비만이 생길 위험이 더욱 높아진다.

성장호르몬의 분비도 수면과 밀접한 관계가 있다. 성장호르몬은 깊이 잠든 지 1~2시간 후에 최고로 많이 분비된다. 따라서 수면 장애가 있으면 성장호르몬 분비가 감소해 아동에게는 성장 장애가 발생할 위험이 높다. 또한 성인에게는 성장호르몬 부족증이 발생하는데 이때 근육량 감소, 우울증, 체지방 증가 등 다양한 증상이 동반된다.

수면부족과 심혈관 질환

2011년 영국의 워윅대학 의사들은 스웨덴, 영국, 일본 등 8개국에서 47만 명을 대상으로 실시한 15건의 연구를 분석해 수면부족과 사망에 관한 연구 결과를 〈유럽심장저널〉에 발표했다. 이 연구 조사에 따르면 수면 시간이 충분하거나 숙면하는 사람들과 비교해 하루 수면 시간이 6시간 미만이거나 잠을 설치는 사람들은 심장병으로 사망할 확률이 48퍼센트, 뇌졸중이 발생하거나 사망할 확률이 15퍼센트나 높았다.

수면이 부족하면 교감신경이 자극을 받는데 교감신경은 혈관을 수축시키고 심장박동을 증가시키는 기능을 해 혈압이 올라간다. 또 수면 시간이 적으면 혈액 내의 염증을 나타내는 인자들이 증가하는데, 이는 우리 몸에 염증반응이 증가한 것을 의미한다. 염증반응은 세균이나 바이러스와 같이 외부에서 침입한 적을 퇴치하기 위한 면역반응이다. 그러나 세균이나 바이러스의 침입이 전혀 없는데도 만성적으로 염증반응이 계속되면 심혈관 질환을 의심할 수 있다. 동맥경화도 혈관이 손상되면 손상된 부위에 염증이 발생하고, 이때 백혈구와 같은 면역세포들이 증가하면서 염증반응이 증가한다. 따라서 염증반응이 만성적으로 증가한 사람은 심혈관 질환의 위험이 높다. 만성 염증반응이 있는 사람은 심장의 관상동맥 질환, 뇌혈전, 치매, 말초 동맥폐쇄증 등 다양한 혈관 질환이 발생할 위험이 염증반응이 없는 사람과 비교해 50퍼센트 이상 높다. 따라서 수면부족은 직간접적으로 혈관 질환의 위험성을 높인다.

✚

양을 세면 불면증에 효과가 있을까?

흔히 불면증이 있을 때 머릿속으로 '양 한 마리 양 두 마리……' 하며 양의 숫자를 세다 보면 어느덧 잠이 든다고 한다. 과연 양을 세는 것이 수면을 유도하는 효과가 있을까?

이런 단순하고 반복적인 행위는 뇌파에 영향을 미친다. 뇌파는 크게 알파, 베타, 델타, 세타, 총 4가지로 분류한다. 복잡한 두뇌활동을 할 때는 진폭이 낮고 주파수가 빠른 베타파가 나타나고, 긴장을 풀고 집중하거나 즐거운 일에 몰두할 때는 알파파가 나타난다. 수면중에는 진폭이 크고 주파수가 느린 델타파와 세타파가 나타난다. 델타파는 잠이 깊이 들었을 때, 세타파는 꿈을 많이 꾸는 상태인 렘수면에서 나타난다. 불면증 환자는 세타파의 비율은 낮고 베타파의 비율은 높다. 베타파의 비율이 높으면 자려고 해도 뇌의 활동이 계속 빠르게 유지되기 때문에 머릿속에 여러 가지 생각이 떠올라서 쉽게 잠들지 못한다. 자리에 누워 동물을 세는 것은 단순하고 반복적인 이미지를 유지하면서 뇌파 중 세타파의 비율을 올리려는 시도다. 그러나 불면증 환자에게 양의 수를 세라는 것은 뇌를 각성시키라는 것과 다름없다. 그보다는 조용한 음악을 듣거나 물방울이 호수에 떨어져 동심원이 그려지는 장면과 같은 반복적인 이미지가 수면을 유도하는 데 도움이 된다.

스웨덴 사람들은 왜 피곤하지 않을까

Chapter 5

몸속의 전쟁 상황 스트레스를 잡아라

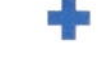

내 안의 괴물, 스트레스

스트레스는 우리의 건강을 해치는 주범이다. 그렇다면 과연 스트레스는 무엇일까? 출근길 교통체증과 같은 외부적인 요인부터 인간관계 같은 사회적 요인, 수면부족이나 과로처럼 육체적인 요인까지 스트레스는 그 원인이 다양하다. 결혼이나 승진과 같이 좋은 일이라도 잘 진행해야 한다는 부담감에 스트레스를 일으키기 마련이다. 스트레스는 일상생활에서 늘 만나는 문제다.

우리 몸은 스트레스에 대해 다양하게 반응한다. 스트레스는 우리 몸이 위험에 처했다는 것을 인지하고 이 위험을 해결하기 위해 반응한다. 일시적인 스트레스는 불면증, 두통, 소화불량 등의 증상으로 나타나다가 스트레스의 기간이 길어지면 과민성 대장염, 위염이나 위궤양, 우울증, 고혈압 등 만성 질환을 유발하며, 장기간 유지되면 당뇨병, 고지혈증, 심혈관 질환에 각종 암까지 일으킬 위험이 높다.

스트레스에 대한 몸의 반응은 동물이 화가 나서 으르렁거릴 때와 같다. 싸움에 대비하기 위해 근육이 수축하고, 에너지를 많이 내기 위해 심장의 출력과 박동을 증가시키고 혈압이 올라간다. 또한 에너지를 많이 생성하기 위해서 혈액 안에 당분과 지방이 증가하기 때문에 당뇨 환자는 혈당이 증가하고 고지혈증이 생기기 쉽다. 소화기능이나 면역기능과 같이 당장 몸을 움직이는 데 불필요한 기능은 약해진다. 이런 일련의 반응을 스트레스 반응이라고 한다.

스트레스 반응은 아드레날린과 코티솔이라는 2가지 대표적인 스트레스호르몬에 의해서 유발된다. 이런 스트레스 반응이 일시적인 것이면 건강에 큰 문제가 되지 않지만 만성적으로 진행될 때는 전신에 심각한 문제가 발생한다. 만성적으로 스트레스가 지속되면 코티솔과 아드레날린이 혈압을 올리고, 혈관을 수축시키고, 혈당과 콜레스테롤을 올려 혈액이 탁해진다. 이와 더불어 세포가 장기간 스트레스에 노출되면 활성산소라는 노폐물이 많아진다. 활성산소는 세포가 영양분과 산소를 받아 대사작용을 하면서 정상적으로 배출하는 일종의 배기가스다. 활성산소는 우리 몸을 녹슬게 하는 대표적인 노화물질인데, 세포를 계속 자극해 만성 염증반응을 일으키는 원인이기도 하다. 심혈관 질환이 있는 사람에게는 활성산소가 혈관

스웨덴 사람들은 왜 피곤하지 않을까

벽의 손상을 악화시키고 염증세포들을 불러모아 혈전을 악화시키는 주원인이다.

2013년 6월 유럽 심장학회지에 영국의 옥스퍼드대학 연구팀이 발표한 바에 따르면, 스트레스가 많은 환자에게서 스트레스가 적은 사람과 비교해 관상동맥 질환이 1.5배 이상 증가했다. 반대로 생각해보면 스트레스에 대해 유연하게 대처하는 것이 관상동맥 질환을 줄일 수 있다는 반증이기도 하다.

스트레스가 있으면 마음의 여유가 없고 짜증이 많아지고 우울해진다. 또 유연하게 사고하는 능력이 감소하면서 주위에 대한 배려를 할 수 없기 때문에 가족이나 주위 사람과의 관계도 나빠져 스트레스가 더 심해지는 경우가 흔하다. 또 스트레스호르몬인 코티솔은 뇌에서 기억을 담당하는 부위인 해마의 세포를 손상시키기 때문에 장기간 스트레스에 노출되면 기억력 장애가 생긴다.

특히 스트레스는 대뇌의 전두엽 기능에 장애를 초래한다. 전두엽은 감정을 조절하고, 현상이나 사물에 대해서 인지하고 반응하는 기능을 한다. 따라서 전두엽의 기능에 이상이 생기면 지적인 능력이 감소하고 감정조절에 장애가 생겨 화를 조절할 수 없다. 이런 상황이 오래 지속되면 인지기능도 감소해 대인관계가 나빠지고 사회생활에서 낙오될 가능성이 많다. 또 치매의 위험도 높다. 스트레스가 많으면 수면 장애도 발생한다. 앞에서 밝힌 바와 같이 수면부족은 스트레스로 작용하고 스트레스가 있으면 수면 장애가 발생하는 악순환이다. 가벼운 운동, 명상, 반복적이고 조용한 음악은 긴장을 풀고 수면을 유도하는 좋은 방법이다. 그러나 너무 심한 운동이나 자기 직전에 하는 운동은 오히려 뇌세포를 깨우고 각성시키기 때문에 좋지 않다.

뇌가 스트레스를 감지하면 가장 먼저 시상하부에서 신장과 부신을 자극해 아드레날린과 코티솔이라는 스트레스호르몬을 분비해 스트레스를 이길 수 있도록 준비한다. 또한 스트레스가 만성적으로 진행되면 갑상선호르몬, 성장호르몬, 남성호르몬과 여성호르몬 등 각종 호르몬의 분비를 조절하는 뇌하수체의 기능을 억제한다. 스트레스가 심할 때 여성은 생리불순, 남성은 발기부전을 흔히 경험한다. 성장호르몬에 장애가 생기면 성인의 경우 근육량이 줄고 복부지방이 많아지며, 몹시 피로하고, 집중력과 지구력이 감소한다. 또 어린이들에게는 성장 장애가 발생한다.

스트레스는 매우 주관적이다. 아침 출근길 교통체증이 어떤 사람에게는 견딜 수 없이 화가 나는 일이지만, 다른 사람에게는 그저 사소한 일상생활에 불과하다. 스트레스는 각 개인이 느끼는 정도에 따라 건강에 미치는 영향도 차이가 크다. 따라서 스트레스에 대한 유연한 대처가 건강을 지키는 가장 중요한 방법이다.

일상생활에서 만나는 스트레스의 종류는 매우 다양하다. 그러므로 나를 괴롭히는 스트레스의 실체를 정확하게 파악하면 스트레스를 현명하게 조절할 수 있다. 스트레스라고 생각되는 문제들이 실제로 나를 괴롭히는 문제인지, 기분만 상하고 마는 문제인지 구분하고, 스스로 해결할 수 있는 문제와 남의 도움이 필요한 문제, 문제라

스웨덴 사람들은 왜 피곤하지 않을까

고 생각하지만 아직 일어나지 않은 일을 분류해 순서대로 해결하면 대부분의 스트레스는 조절할 수 있다.

한 연구에 따르면 걱정이 많은 사람들에게 고민하는 일을 모두 써보게 한 후 2주간 관찰한 결과, 고민이라고 적은 목록의 85퍼센트는 실제 걱정과 달리 긍정적인 결과로 나타났다. 또 연구 대상자 중 79퍼센트는 걱정거리가 발생했을 때 별 무리 없이 잘 대처했다. 스트레스라고 생각하는 문제들을 잘 정리해서 진짜 중요한 문제에 집중할 수 있는 능력을 키우는 것이 가장 좋은 스트레스 해소법이다.

운동선수의 스트레스는 더 위험하다

전설적인 야구선수 장효조 선수와 최동원 선수가 50대 초반의 젊은 나이에 나란히 별세한 소식에 야구팬들이 크게 상심한 적이 있다. 이들의 부고가 전해지고 난 후 뉴스에서 운동선수의 건강에 대해 다룰 정도로 건강의 대명사로 불리던 프로 운동선수에 대한 인식이 바뀐 것이 사실이다.

육체활동의 기회가 매우 적은 현대인들에게 운동은 건강을 지키기 위한 필수 요소다. 운동은 신체 골격을 튼튼히 유지하기 위해서도 반드시 필요하지만 섭취한 음식을 연소시키고, 뇌기능과 호르몬의 균형을 유지하기 위해서도 꼭 필요하다. 또 운동을 하는 동안은 일상의 여러 가지 스트레스를 잊고 온전히 내 몸을 위해 사용하는 시간이므로 정신적인 긴장을 풀고 에너지를 재충전하는 기회가 된다.

　그러나 운동선수들은 일반인이 취미나 건강을 위해 운동을 즐기는 것과는 다른 차원으로 운동을 한다. 그들은 몸을 풀기 위한 정도가 아니라 인간의 한계에 도전할 정도의 강도로 심한 운동을 한다. 한계를 넘나드는 심한 운동은 특정 부위에 과로로 인한 질병을 유발한다. 야구선수의 어깨 부상, 축구선수의 무릎과 척추 부상이 그 흔한 예다. 기계에 비유해 표현하면 너무 많이 사용해서 기계의 주요 부품이 닳아 없어지는 것과 같은 현상이다. 기계를 쉬지 않고 사용하면 주요 부품의 마모뿐만 아니라 모터의 과열로 인해 기계 전체가 작동을 멈추기도 한다. 사람의 몸도 너무 혹사하면 기계와 같은 현상이 일어난다.

　운동선수들은 육체적 활동이 많아 식사량도 많다. 특히 스태미나와 지구력을 보충하기 위해 고기를 비롯한 보양식을 많이 섭취하는데 대부분 고단백 고지방 식품들이다. 고단백 고지방 식품은 소화 분해되는 과정에서 노폐물을 많이 남긴다. 운동선수들은 심폐기능도 뛰어나기 때문에 체내의 쓰고 남은 산소가 노폐물과 결합한 형태인 활성산소의 양도 많아진다. 체내에서 만들어지는 활성산소는 세포를 자극하고 혈관 질환과 면역 질환을 일으키는 매개체일 뿐만 아니라 장기간 방치하면 세포의 유전자를 변형시켜 암을 유발한다.

　이와 같이 운동과 관련된 인체의 변화뿐만 아니라 운동선수들이 겪는 정신적인 스트레스도 일반인의 상상을 초월한다. 직업 운동선수는 매 경기에서 성공과 실패를 경험한다. 입사시험, 승진시험 혹은 대학입시처럼 수년 만에 한 번씩 겪는 스트레스도 힘겨운데 거의 매일, 매 경기마다 성공과 실패의 갈림길에 서서 스트레스를 받는 형국이다. 감독은 선수보다 몇 배의 스트레스를 더 받는다니 그 강도는 상상하기 어려울 정도다. 스트레스는 몸이 최대의 기능을 하도록 혈압과 혈당을 올리고, 근육을 경직시키며, 각성상태를 유지한다. 또 유사시에 사용할 수 있도록 체내에 지방을 축적한다. 이렇게 스트레스에 오랫동안 노출되면 고혈압, 고지혈증, 당뇨와 같은 성인병의 발생 위험이 높고, 소화불량, 위궤양, 호르몬 균형 이상 등 각종 질병이 생긴다.

운동으로 소모된 체력을 보충하기 위해 고지방 고단백 식사를 하면 고혈압, 당뇨병과 같은 대사 이상 질환이 발생할 위험도 높다. 운동선수가 현역일 때는 과식을 하더라도 운동으로 섭취한 열량을 충분히 연소하기 때문에 위험이 적지만, 은퇴 후에도 같은 식생활을 유지하면 쉽게 비만과 성인병을 얻는 이유가 여기에 있다. 매 시합 때마다 당면하는 스트레스를 풀기 위해 흡연과 과음을 하면 대사증후군과 심혈관 질환의 위험이 높아지고, 오랫동안 계속되면 암이 발생할 확률도 높다. 최근 연구에 따르면 지방이 많은 음식을 섭취하면 지방이 대장 내벽세포를 자극해 대장 용종과 같은 이상 조직을 만드는 원인이 된다고 한다. 더욱이 알코올이 세포의 유전자를 변형시키는 직접적 원인이라고 하니 운동선수가 폭식과 음주까지 하면 불에 기름을 붓는 꼴이라고 할 수 있다. 장효조 선수는 위암과 간암, 최동원 선수는 대장암과 간암이라고 하는데 두 사람 모두 소화기 암으로 세상을 떠났다는 것이 우연의 일치만은 아닌 것 같다.

피로, 스웨덴에서 답을 찾다

두 사람을 쓰러뜨린 암의 시발점은 위나 대장이었을 것이고, 간암은 2가지 암이 전이한 첫 번째 기관이었을 것이다.

외국에서는 전문 심리상담사가 선수들의 상태를 직접 관리한다고 한다. 전문적인 심리상담과 함께 무리하지 않을 정도의 개인 트레이닝, 나아가 선수를 혹사시키지 않는 선수 운용이 건강을 유지하게 만드는 좋은 방법일 것이다. 하지만 우리나라의 경우 이런 제도를 마련하기까지는 많은 시간이 걸릴 것 같다. 따라서 평소에 바른 식사법, 여가 시간을 즐기는 생활습관, 훈련이나 경기를 위해 이동할 때 할 수 있는 명상처럼 가장 기본적이지만 그래서 더 중요한 일들을 실천해보길 권한다.

한 집안의 가장을 앗아간 스트레스

나기정 씨는 잘나가던 외국계 기업의 중역이었다. 그는 두 달 전 왼쪽 가슴에 기분 나쁜 통증이 느껴져 병원에 갔더니 "심장관상동맥 3개 중 2개가 막혔다"고 해 스텐트 시술을 받았다. 스텐트 시술을 받고 건강하게 직장에 복귀해 별 문제 없이 지냈다. 그러나 약 두 달 후 사무실에서 갑자기 쓰러져 응급실로 실려 갔다가 회복하지 못하고 먼 길을 떠났다. 집안의 장손으로 부모님의 희망이었고, 26년을 같이 살면서 삶의 든든한 버팀목이 되어준 남편이었으며, 10대인 두 아들의 아버지였던 나기정 씨는 가족에게 인사 한마디 건네지 못하고 떠났다. 나기정 씨의 부인은 남편이 바쁜 스케줄 때문에 가족과 보내는 시간이 적었지만 힘들다는 내색 한번 하지 않아 남편의 스트레스를 알지 못했던 것이 가장 후회된다고 했다.

외국계 기업에서 6년 넘게 의학 고문으로 일하면서 아시아 전역과 미국, 유럽 등으로 자주 출장을 다녔던 나는 외국계 기업에서 근무하는 사람의 고충을 잘 안다. 아무리 영어를 잘하는 사람이라도 미국, 영국, 유럽, 아시아 등에서 구사하는 다양한 영어 스타일을 이해해야만 한다. 잦은 출장으로 시차를 무시하는 업무형태, 국가별 관습과 문화의 차이 그리고 직위가 높아질수록 실시간으로 느껴지는 실적에 대한 부담감이 몸이 아프다는 것을 느끼지 못할 만큼 심한 스트레스를 일으키곤 한다. 나도 외국계 기업에 3년 정도 근무했을 때 가벼운 부정맥이 생겼는데 회사를 그만두자 부정맥이 사라진 경험이 있다.

나기정 씨의 심근경색증 원인을 추정하면 다음과 같다. 첫째는 과도한 업무 스트레스다. 스트레스는 몸속의 전쟁상태에 해당한다. 스트레스호르몬은 혈압을 올리고, 혈관을 수축시키고, 혈당과 콜레스테롤을 올려 혈액이 탁해진다. 장기간 스트레스에 노출되면 혈관이 좁아지고, 탁해진 혈액은 혈관을 막는 원인이 된다. 둘째는 잦은 해외출장이다. 해외출장에는 흔히 시차가 생긴다. 우리나라와 같은 아시아권에서는 시차가 별로 없지만 밤 시간대 비행기로 출발해서 이른 새벽에 도착하는 경우도 적지 않아 수면 장애의 원인이 된다. 미주나 유럽으로 가면 시차가 크고 밤과 낮이 바뀌는 경험을 하는데, 대부분의 출장은 시차에 상관없이 스케줄에 따라서 움직이므로 피로가 쌓인다. 외국의 연구에 따르면 시차를 무시하고 일하는 사람들에게서 노화와 동맥경화증의 주원인으로 알려진 활성산소가 많이 생성된다고 하므로 주의해야 한다. 셋째는 인내하는 습관 때문이다. 관상동맥 질환의 증상은 처음에는 가슴에 가벼운 통증이 있고 더 진행되면 왼쪽 가슴에 묵직한 통증이 있으면서 왼쪽 팔까지 저리는 증상이 생긴다. 증상이 심해지면 극심한 가슴 통증과 함께 쇼크까지 발생한다. 평소 건강을 과신하거나 업무가 많고 인내를 미덕으로 여기는 사람들은 몸이 보내는 신호를 느끼면서도 '그 정도는 참아야지' 하고 버티는 경우가 많다. 또 일부에서는 통증이 없는 심근경색증도 있으므로 고위험군에서는 반드시 정기적인 검사로 문제 여부를 확인해야 한다. 넷째는 스텐트 수술 후의 관리다. 관상동맥이 막힌 것을 발견하면, 막힌 부위에 스텐트를 넣거나 막힌 관상동맥을 잘라버리고 새로운 혈관으로 바꿔 넣는 관상동맥 치환술을 한다. 관상동맥이 막힌 사람들은 관상동맥뿐만 아니라 온몸의 모든 동맥에 비슷한 문제가 있을 가능성이 높다. 따라서 혈압, 고지혈증, 당뇨 조절에 관한 기본적인 치료와 함께 혈액응고를 막는 약을 사용한다. 또 금연, 절주와 함께 식생활을 개선하고 운동을 병행해 혈액을 건강하게 유지하도록 노력해야 한다. 나기정 씨가 이를 어디까지 실천했는지 알 수 없으나 건강을 위한 생활 개선보다 일을 우선시하지 않았을까 하는 생각을 해본다.

스웨덴 사람들은 왜 피곤하지 않을까

스웨덴 스타일로 스트레스 해소하기

인간이 사는 모습은 다 비슷하다. 부부간에 사랑하고 갈등하고, 부모가 자식 걱정하고, 직장생활에서 스트레스를 받는다. 스웨덴 사람들도 우리나라 사람들과 살아가는 기본적인 모습은 비슷하다. 그러나 차이도 크다. 스웨덴 사람들은 참을성이 많고 갈등이 있어도 직접적인 충돌은 피한다. 공항이나 은행, 관공서에서 길게 줄을 서서 기다려도 크게 불평하지 않고 대부분 옆 사람들과 이야기하면서 기다린다. 새치기는 상상할 수 없다. 스웨덴에서 규범은 다수의 합의에 따라 정해지고 정한 규범은 특별한 이유가 없는 한 지켜야 한다. 개인을 존중하고 평등을 중요시하는 사회 분위기는 부부, 부모와 자식, 학생과 선생님 그리고 직장 상사와 부하직원 사이에서도 잘 지켜지는 편이다.

학습에 대한 태도도 한국과는 많이 다르다. 학업을 신분상승의 수단으로 생각하지 않고 단순노동을 하는 사람들도 기본적인 생활이 보장되기 때문인지 반드시 고등교육을 받아야 한다고 생각하는 사람이 적다. 최근 스웨덴 정부의 통계에 따르면, 장애인의 경우 고등학교 이상의 교육을 받는 비율이 비장애인보다 높다고 한다. 이는 비장애인의 경우 고등교육 이외의 다른 진로를 선택하는 사람이 많다는 것으로 해석할 수 있다. 나의 지인인 한 스웨덴 교수의 딸은 고등학교를 졸업한 후 대학에 진학하는 대신 의류회사 판매원으로 일하기 시작했다. 그의 부모님은 먼저 사회 경험을 하고 정말 원할 때 대학교육을 받는 것도 좋다는 생각이었다. 입장을 바꾸어서 내 아이가 대학에 진학하지 않고 단순직에 취업하겠다고 한다면 난 아이와 많이 갈등을 할 것 같다. 아마 우리나라의 많은 부모가 동의할 것이다.

아이의 진학에 대해 스웨덴 부모들이 유연한 태도를 보이는 것은 진로는 아이의 결정이기 때문에 부모가 조언을 할 수 있으나 강요는 할 수 없다고 생각하기 때문이고, 진학 시기를 놓쳐도 원하면 언제든지 기회를 얻을 수 있다는 사회적인 믿음이 있기 때문이다.

우리는 많은 경우 부부, 부모 자식, 친구, 직장 동료와도 대단히 끈끈한 영향을 주고받는다. 좋게 이야기하면 가족과 같은 정으로 관심을 주는 것이고 나쁘게 이야기하면 개인의 사생활을 침해할 정도로 간섭하는 것이다. 그러나 개인의 차이를 인정하지 않고 자신의 의견을 주입하려는 태도는 갈등을 초래한다. 간섭을 당하는 쪽에서는 사생활을 침해당해 화가 나고, 간섭을 하는 쪽에서는 상대방을 위해 하는 조언이 받아들여지지 않아서 화가 난다.

얼마 전 한 일간지에서 "욱하는 한국인, 자제력 잃은 한국"이라는 시리즈 기사를 본 적이 있다. 우리나라 사람들이 사소한 일에도 화를 많이 내고, 때로는 범죄나 큰 불행을 초래한다는 내용이었다. 우리나라 사람들은 남과 비교해 무시당한다고 생각하면 화를 참지 못하는 경향이 있다. 이렇게 화를 내면 순간적인 판단력을 상실하고 예상하지 못한 갈등을 초래한다. 사실 갈등의 가장 큰 피해자는 화

를 내는 사람 자신이다. 무시당하거나 부당한 대접을 받는다는 생
각은 스트레스로 작용해 혈압과 혈당이 올라가고, 맥박이 빨라지면
서 소화가 안 되고, 장 움직임에 장애가 생기고, 면역기능이 떨어진
다. 또 갈등이 자주 발생할수록 대인관계 형성에 어려움을 겪게 되
고 사회생활에서 낙오될 가능성도 높다.

이런 갈등을 예방하기 위해서는 아주 어릴 때부터 올바른 가정교
육이 필요하다. 그것은 나와 남이 다른 것을 인정하고 내가 귀한 것
과 같이 남도 귀하고 나의 의견만큼 남의 의견도 존중하는 교육이
다. 스웨덴에 살면서 부모란 무엇인가, 나는 어떤 부모인가 하는 생
각을 많이 하게 되었고 반성도 많이 했다. 스웨덴 부모들은 아이들
이 뭘 묻거나 이야기할 때 귀찮아하지 않고 조용히 다 듣고 난 후에
의견을 제시했다. 그들의 태도를 보고 내가 바쁘다는 핑계로 아이들
이 이야기할 때 건성으로 듣거나 명령조로 이야기한다는 것을 깨달
았다. 부모가 아이들의 말을 경청하면 아이들도 남의 말을 경청하
는 법을 배운다. 경청하는 태도만 갖추어도 갈등이 많이 줄고 그만
큼 스트레스도 줄어든다.

✚

긍정적인 태도가
건강한 마음을 이끈다

모든 교육의 시작은 가정에서 하는 밥상머리 교육이다. 어릴 때부터

밥을 먹을 때는 떠들면 안 되고, 어른이 말씀하실 때는 말대꾸하면 안 된다는 교육을 받고 자란 우리나라 사람들은 대화에 미숙한 편이다. 가정교육뿐만 아니라 학교에서도 토론보다는 주입식으로 읽고 쓰고 암기하는 교육이 주를 이루었다. 요즘 젊은이들은 많이 다르다고 하지만 아직도 젊은 사람들이 자유롭게 의견을 내놓거나 나이 든 사람들이 젊은 사람들의 의견을 비중 있게 듣고 수용하는 데 미숙하다. '욱하는 한국인'이 된 원인은 부당한 대우를 받고 있다는 생각 때문이다. 대화로는 풀어지지 않을 것이라고 가정하고 목소리를 내야만 대우를 받는다는 잘못된 판단이 원인이다. 과연 그럴까?

나와 인연이 있는 한 업체의 사장은 부하직원들과 일할 때 화를 내지 않는다. 일이 잘못된 것이 분명한데도 화를 내지 않고 차근차근 설명하고 돌려보낸다. 한번은 화를 내지 않는 비법을 물은 적이 있는데, 화가 나지 않아서 화를 내지 않는 것이 아니라 화를 내면 일의 효율이 떨어진다는 것을 깨달은 후부터 화를 참기 시작했더니 회사의 분위기도 좋아지고 일의 효율도 높아졌다는 대답이 돌아왔다. 그러다 보니 이젠 거의 화가 나지 않는다고 했다. 참 옳은 말이다. 화는 화를 부른다. 조그만 일에도 화를 내기 시작하면 점점 화를 주체하기 어려워져 전혀 의도하지 않은 일이 벌어질 때가 많다. 옛말에 "참을 인 자 셋이면 살인도 피한다"고 했다. 화를 참으면 갈등이 적고, 갈등이 적으면 스트레스가 적으며, 스트레스가 적어야 건강에 좋다.

스웨덴 사람들은 왜 피곤하지 않을까

실전 스트레스 해소법

스트레스를 해소하기 위해서는 먼저 스트레스의 실체를 알아야 한다. 부부 관계, 부모 자식 관계, 일, 인간관계, 금전적인 문제 등 스트레스의 원인은 많다. 그러나 그 많은 스트레스 중 정말 실재하는 것이 무엇인지 파악해야 한다. 우리가 하는 걱정의 3분의 2는 실재하는 것이 아니고 일어나지도 않을 일을 미리 걱정하는 것이다. 내일이 시험인데 시험 범위까지 공부하지 못한 것은 현존하는 걱정이지만, '내일 시험에 떨어지면 어떻게 하지' 하는 마음은 아직 닥치지 않은 일이고 일어나지 않을 수도 있는 일을 미리 걱정하는 것이다. 이때는 시험에 떨어질 걱정은 내려놓고 시험 준비에 몰입하는 훈련이 필요하다. 피겨스케이팅의 여왕 김연아 선수는 현재에 집중하는 마인드 컨트롤로 유명하다. 그녀처럼 오늘에 집중하고 내일 일은 내일 집중하면 된다.

누구나 남이 하려는 말을 다 듣지 않고 말을 해버려서 낭패당한 경험들이 있을 것이다. 남의 말을 잘 들으면 상대방으로부터 호감을 얻을 수 있고, 상대방의 마음을 공감하고 이해하게 되어 대화가 잘된다. 나의 지인 중에 40년 가까이 지방에서 보험 모집인으로 일한 분이 있다. 지금은 보험회사 직원들이 재정 상담가로 전문적인 교육을 많이 받지만 예전에는 인맥을 통해 소규모로 하는 영업이 대부분이었다. 보험에 대한 깊은 지식은 부족한 분이었지만 실적은 그

지역에서 최고로 좋았다. 이분의 무기는 단 하나, 경청하는 힘이었다. 한 시간 혹은 2시간씩 상대방이 쏟아놓는 이야기를 진심으로 들으면 그 사람과 둘도 없는 친구가 되고 영업도 가능하다고 했다. 내가 귀를 열면 상대방은 마음을 열고 자연히 스트레스는 줄어든다.

스마트폰과 각종 소셜 네트워크로 연결된 우리의 현실에서 나를 돌아보는 시간을 갖기는 참 어렵다. 가정과 직장에 둘러싸여서 상황과 시간에 나를 맡기고 끌려가는 느낌이 들 때가 많다. 혼자 어딘가 여행이라도 가는 여유를 갖게 되면 좋겠지만 그마저도 사치인 경우가 많다. 이럴 때는 스마트폰과 컴퓨터를 끄고 잠깐이라도 나만을 위한 시간을 가져보는 것이 좋다. 마음을 괴롭히는 스트레스의 실체를 들여다보고 내가 진짜 좋아하는 일이 무엇인지 생각하면서 마음을 정리하면 도움이 된다. 때론 조용히 마음을 들여다보고 명상을 해보자. 명상은 정신과 육체의 긴장을 풀고 스트레스를 줄이는 좋은 방법이다. 하지만 아무리 좋은 방법도 실천하지 않으면 소용없다. 스마트폰과 컴퓨터가 없는 공간에서 가만히 앉아 생각을 정리하는 것은 누구나 실천할 수 있는 일이다. 바로 이것이 명상의 첫걸음이다.

스웨덴 사람들은 왜 피곤하지 않을까

Chapter 6

활성산소를 없애
혈액순환을
개선하라

모든 피로는 스트레스와 활성산소가 원인이다. 사람마다 스트레스가 제각각이듯 발생하는 활성산소도 다양하다. 활성산소는 초기에는 혈액 속을 떠다니며 세포를 자극해 피로하게 만든다. 이런 스트레스와 활성산소는 나이에 따라 몸의 반응이 다르다. 20~30대는 활성산소가 혈액 속에 떠다니는 시기라고 할 수 있다. 혈액 속을 떠다니는 활성산소가 세포를 자극하고 말초혈관을 수축시켜서 혈액순환이 나빠지기 시작한다. 이때는 피로, 아토피, 두통 같은 증상이 주로 발생한다. 30~40대에는 활성산소가 내 몸에 있는 단백질이나 지방과 결합해 덩어리를 만든다. 그 결과 혈액이 탁해지고, 이렇게 만들어진 덩어리가 혈관의 벽에 붙어 혈전을 형성한다. 고혈압, 고지혈증, 당뇨병과 같은 성인병이 발생하고 그에 따른 합병증이 태동하는 시기라고 할 수 있다. 50대 이후는 혈관에 혈전이 생기고 혈전이 생긴 부위에서 활성산소가 더 많이 발생하는 시기다. 이때는 단순한 피로뿐만 아니라 이미 발생한 질병까지 치료해야 피로가 해소된다. 식이요법, 생활습관 개선, 약물치료 등으로도 피로가 개선이 되지 않을 때 도움을 받을 수 있는 다양한 치료법이 있다.

✚

혈관을 청소하는 킬레이션 치료

킬레이션 치료 혹은 혈관 청소는 합성 아미노산인 EDTA와 항산화 효과가 있는 비타민 C를 비롯한 다양한 비타민과 미네랄을 정맥으로 주사하는 치료법이다. 킬레이션 혹은 킬레이션화는 원래 유기화학에서 사용하는 용어로 어떤 물질이 금속에 결합해서 그 금속의 화학적 활동을 억제하는 현상을 의미한다. 의학에서 킬레이션은 체내에 축적된 중금속을 약물을 이용해 체외로 배출시키는 치료법이다. 우리나라에서는 주사용 EDTA만 치료용 의약품으로 허가되어 있고, 알파 리포산은 항산화 치료제로 사용 가능하다.

킬레이션 치료는 EDTA 700mg~3000mg을 정맥으로 주사하는데 EDTA의 용량은 환자의 체중과 상태에 따라 결정한다. 치료에 소요되는 시간은 1시간 반에서 3시간 정도이며 환자의 상태에 따라 매주 1~5회 주사한다. 치료 효과를 충분히 얻기 위해서는 30회 이상 치료하는 것이 좋다.

킬레이션 치료는 직경이 큰 혈관부터 머리카락같이 가는 모세혈관까지 혈액순환을 개선하는 효과가 있어 수술이 불가능한 부위까지 치료 효과를 기대할 수 있다. 킬레이션 치료는 1950년대에 미국에서 납중독을 치료하기 위해 도입되었고, 1956년에 협심증 환자의 칼슘 침착을 치료하는 데 사용하기 시작한 후 다양한 심혈관 질환에 이용하고 있다.

심혈관 질환은 동맥경화증의 결과물이다. 동맥경화증은 혈관의 내벽에 콜레스테롤과 같은 노폐물이 축적되고, 시간이 경과하면서 혈관 내벽 세포가 파괴되고 혈전이 형성되는 질병이다. 이렇게 혈전이 형성되는 과정에서 칼슘과 마그네슘 같은 미네랄이 축적되고 이는 동맥경화증을 악화시키는 요인이 된다.

이탈리아의 한 연구에 따르면 허혈성 심장병, 판막증, 심근병 등이 있는 심장근육세포에는 심장 질환이 없는 세포와 비교해 코발트 6배, 크롬 6배, 철분 4배, 아연 2.8배가 더 축적되어 있었다. 이런 경우에는 혈전이 있는 부위에 칼슘이 축적된다. 특히 심장의 관상동맥에 칼슘이 축적된 것을 컴퓨터 단층촬영으로 확인하고 축적된 칼슘의 양을 측정, 관상동맥 질환의 유무를 진단한다. 축적된 칼슘의 양이 많을수록 관상동맥 질환도 심하다.

알츠하이머 질환에서도 뇌세포에 아밀로이드라는 단백질이 축적되는데 이 아밀로이드가 축적된 부위에는 구리와 아연 등이 축적되는 것이 확인되었다. 이렇게 신체 조직에 중금속이 축적되면 세포의 기능을 방해하고 활성산소가 증가하면서 염증이 발생한다. 이런 활성산소와 염증반응은 원인 질환과 관계없이 심장 질환, 동맥경화증 그리고 알츠하이머 질환의 악화를 가속화시키는 원인이다. 또한 동맥경화 부위에서 활성산소가 증가하고 이 활성산소는 다시 세포를 파괴하고 혈전 형성을 촉진한다.

EDTA는 혈액 속에 쌓인 칼슘, 마그네슘, 납, 카드뮴, 아연, 철분, 알루미늄 그리고 구리와 같은 유해물질과 결합해 소변으로 배출시키는 효과가 있다. 또 반응성이 강한 활성산소와도 결합해 소변으로 배출시킨다.

EDTA는 세포 내로 침투하지 못하기 때문에 세포 밖에 있는 중금속과 활성산소를 제거하며, EDTA를 주사로 투입하면 혈중 칼슘의 농도가 감소한다. 또 세포외액인 혈액의 칼슘 농도가 감소하면 세포 내 높은 농도로 존재하는 칼슘과 중금속이 농도 차이에 의해 세포외액으로 빠져나오면서 세포 내 중금속도 서서히 제거된다. 즉, 세포 내에 존재하는 중금속이 세포 안과 밖의 농도 차이에 의해서 서서히 제거되면서 활성산소도 감소하고 염증도 감소할 것이라는 기대가 EDTA 킬레이션 치료의 기본이다.

EDTA 킬레이션 치료는 미국에서 납, 철, 수은, 비소, 우라늄, 프로토늄 등 각종 중금속 치료, 급성 칼슘 중독증, 심장병 치료에 사용되고 있다. 미국 대체의학회에서도 EDTA 킬레이션 치료를 관상동맥 질환과 알츠하이머 질환, 다발성 경화증 등에 이용하고 있다. EDTA 킬레이션 치료가 혈관을 막고 있는 콜레스테롤로 인해 생기는 혈전 속 칼슘을 제거하고, 또 혈관 벽에서 활성산소에 의한 혈관

스웨덴 사람들은 왜 피곤하지 않을까

손상을 줄여 염증 반응을 감소시켜 혈전을 줄이고 혈액순환을 개선시키는 효과가 있기 때문이다.

이와 동시에 주사에 풍부히 포함된 항산화제들은 활성산소를 분해하고 제거하는 효과가 있다. 납이나 수은 혹은 다른 중금속 중독증이 있는 환자를 치료한 것은 물론이고, 10명의 말초동맥 폐쇄증 환자가 EDTA 킬레이션 치료를 10회 시술받은 후 보행 거리가 길어지고 하지 통증이 감소했다는 연구도 있다. 당뇨병의 합병증으로 인한 말초신경염이 있는 환자의 경우 EDTA 킬레이션 치료로 신경염의 증상이 개선되었고, 다발성 경화증환자의 증상이 나아졌으며, 백내장이 호전되기도 했다.

그러나 이렇게 다양한 치료 효과가 알려져 있음에도 불구하고 미국 심장학회를 비롯한 일부에서는 킬레이션 치료에 대한 비판도 많았다. 사실 킬레이션 치료에 대한 효과가 대부분 임상 증례로 알려져 있고, 대규모 임상연구가 존재하지 않았기 때문이다.

이런 우려에도 불구하고 미국에서는 킬레이션 치료를 받고 있는 환자가 점차 많아지고 있는데, 국민건강통계에 따르면 2007년에 킬레이션 치료를 받은 사람은 11만 1000명으로 2002년 6만 6000명과 비교해 68퍼센트 증가했다. 2003년 미국 국립보건원에서 시행한 이중 맹검법을 통한 대규모 연구 결과가 2013년 초에 발표되었다. 이중 맹검법은 치료를 받는 환자를 두 그룹으로 나눠서 치료자와 치료를 받는 환자 모두 치료제를 사용하는지 아니면 대조약을 사용하는지 모르는 상태에서 치료하고 그 결과를 확인하는 방법으로 가장 신뢰받고 있는 연구 방법이다.

미국 국립보건원은 50세 이상이고 심근경색증의 병력이 있는 환자 1708명을 대상으로 2003년 9월부터 2011년 10월까지 55개월 동안 치료했다. 이 중 289명은 치료에서 탈락했고, EDTA 킬레이션 치료를 340번 받은 환자 839명과 대조약으로 치료받은 869명의 연구 결과를 분석했다. 재발 때문에 관상동맥 재건술을 받은 환자는 킬레이션 치료군 15퍼센트, 대조군은 18퍼센트로 킬레이션 치료군에서 위험률이 19퍼센트 감소했고, 협심증으로 인한 입원은 킬레이션 치료군 1.6퍼센트, 대조군 2.1퍼센트로 킬레이션 치료군에서 위험률이 28퍼센트 감소했다. 55개월의 연구 기간 동안에 특이한 부작용은 발견되지 않아 킬레이션 치료는 심근경색증 환자들의 재발을 방지하는 효과가 있는 안전한 치료로 확인되었다.

나 또한 킬레이션 치료의 효과를 확인한 경험이 있다. 흉통이 있어 지방 병원에서 관상동맥 조영술을 받은 결과 관상동맥의 40퍼센트가 막혔다는 진단을 받고 내원한 69세 남자 환자에게 킬레이션 치료를 30회 이상 시행했다. 그 결과 관상동맥 질환이 완치되었고, 5년 이상 경과한 지금까지 흉통이 재발되지 않았다. 또 혈관성 치매로 의사소통이 거의 불가능하던 52세 여성 환자에게 킬레이션 치료를 30회 하면서 감정 표현과 의사소통이 개선되는 효과도 확인했다.

2013년 3월 미국 의학회지에 발표된 결과에 따르면, 미국 국립보건원의 지원을 받아 10년간 수행한 연구에서 관상동맥 질환을 경

 스웨덴 사람들은 왜 피곤하지 않을까

험한 사람들을 5년 이상 관찰한 결과 킬레이션 치료를 받은 사람들
이 그렇지 않은 사람들에 비해 관상동맥 질환의 재수술이 적었다.

EDTA는 특별한 부작용은 발생하지 않은 비교적 안전한 치료제
지만 간혹 주사 부위에 통증이 있을 수 있고 두통, 메스꺼움, 열이
동반될 수 있다. 이는 대부분 1시간에서 2~3시간 후에 자연적으로
사라진다. 그러나 아주 드물게 갑작스런 저혈압, 신기능 장애도 발
생할 수 있으므로 반드시 전문가와 상의해 치료해야 한다. 킬레이션
치료에 사용되는 EDTA와 중금속과 결합한 EDTA는 소변으로 배
설된다. 따라서 신장 기능에 문제가 있는 환자는 주의가 필요하다.

✚

혈액 속 노폐물을 걸러내는
혈액정화 치료

혈액정화 치료는 혈액정화 기계가 혈액을 1분에 50~80mL 정도
의 속도로 천천히 빼고, 노폐물을 걸러낸 후 다시 혈관 속으로 보
내주는 순환 시스템이다. 치료방법은 혈장이나 혈소판과 같은 혈액
의 일부 성분만 헌혈하는 성분혈 헌혈과 비슷하다. 혈액정화는 2개
의 특수 필터를 이용해 혈액을 여과하는 방법으로, 첫 필터는 혈액
의 성분 중 혈액세포와 혈장을 분리한다. 첫 번째 필터를 통과하면
서 분리한 혈액세포는 다시 혈관 속으로 보내고, 혈장은 두 번째 필
터로 넘어간다. 혈장이 두 번째 필터를 통과하면서 알부민보다 큰

물질인 노폐물은 제거하고, 나머지 깨끗한 혈장은 다시 혈관 속으로 보낸다.

혈액정화 치료는 과거 혈장교환법으로 알려진 치료의 최신 기법이다. 혈액은 백혈구, 적혈구 그리고 혈소판과 같은 혈액세포들과 혈장으로 구성되어 있다. 질병에 의해 혈장에 위험물질이 존재할 경우 환자의 혈액세포와 혈장을 분리한 후, 혈장을 모두 버리고 건강한 사람의 혈장으로 바꾸어 넣는 방법이다. 수혈의 부작용, 신생아 황달, 심각한 면역 질환, 위험한 가족적 고지혈증 등이 있는 환자들을 치료하는 방법이다.

과거 혈장교환법에서는 필터를 이용해 혈장과 혈액세포를 분리해 혈액세포는 다시 환자에게 돌려보내고, 환자의 혈장에서 질병의 원인이 되는 물질을 분리하는 방법이 없었다. 따라서 환자의 혈장은 모두 버리고 건강한 사람의 혈장으로 보충했기 때문에 부작용이 많고 치료 비용도 높았다.

그러나 요즘은 혈액세포와 혈장을 분리하는 필터를 이용해 세포를 분리한 후 문제가 있는 혈장은 두 번째 필터에서 분리 제거하고 깨끗한 혈장을 다시 환자에게 돌려주는 방법이 가능해졌다. 다른 환자의 혈장을 수혈 받지 않기 때문에 부작용이 거의 없다.

혈액정화 치료는 혈액 속에 쌓이는 노폐물, 특히 노화와 관련 있는 변형된 지방과 단백질을 제거하는 효과가 있다. 노폐물은 혈장에 녹아 혈액을 탁하고 끈적거리게 하며 혈관 벽에 붙어서 동맥경화증을 유발한다. 콜레스테롤과 후기당화산물은 동맥경화증을 유

스웨덴 사람들은 왜 피곤하지 않을까

발하고 노화를 촉진하는 대표적인 노폐물이다. 이 노폐물이 눈의 수정체에 쌓이면 백내장, 피부에 쌓이면 피부 노화, 관절에 쌓이면 퇴행성 관절염의 원인이 된다. 또 이런 이상 단백질들은 뇌세포에 쌓이면 치매나 파킨슨병과 같은 퇴행성 뇌 질환을 일으키는 원인물질로 알려져 있다.

우리 몸의 내부에서는 끊임없이 세포가 생기고, 죽고, 분해되는 과정을 반복한다. 또 호흡한 공기와 섭취한 음식물도 몸에서 사용하고 나면 노폐물이 되어 배출된다. 나이가 어릴수록 새로 생기는 세포가 많고 노폐물들이 깨끗하게 분해되어 배설되지만, 나이가 들수록 새로 생기는 세포가 줄어들고 노폐물은 많아진다. 이런 노폐물은 주로 단백질물질로 노화와 동맥경화증을 악화시키는 원인으로 작용한다. 혈액정화 치료를 사용하면 이들 노폐물들을 걸러낼 수 있다. 혈액정화 치료는 혈액 속의 노화물질을 제거하고 맑고 깨끗한 혈액이 온몸 구석구석으로 흐르게 하는 치료로, 동맥경화증을 완화시키고 혈관성 치매의 발생을 줄이고 집중력과 운동능력을 개선하는 효과가 있다. 현재 독일, 대만, 일본에서는 항노화 치료의 가장 중요한 방법으로 자리매김하고 있다.

혈액정화 치료의 항노화 효과는 다른 질병 치료를 하다가 부수적으로 알게 된 효과라고 할 수 있다. 혈액정화 치료는 가족력인 고지혈증이 있을 때, 류머티즘과 같은 면역 질환이 있을 때, 심한 수혈 부작용이 있거나 혈액의 점도가 높아지는 당뇨병성 망막증과 같은 각종 질환의 치료 목적으로 주로 사용된다.

국내에서도 수혈 부작용, 심한 외상이나 패혈증과 같이 미세 혈전이 생기는 질환, 간이나 신장을 이식하기 전에 거부반응을 줄이기 위한 용도로 이용하고 있다. 질병의 상태에 따라 짧은 기간 동안 3~6회 반복해서 치료하기도 한다. 노화를 일으키는 노폐물들은 천천히 만들어지므로 항노화를 목적으로 혈액정화 치료를 사용할 경우 대만에서는 1년에 3회, 독일에서는 1년에 2회를 권장하고 있다.

혈액정화 치료는 관상동맥 질환, 노인성 망막 질환, 말초동맥 폐쇄증 등 다양한 질환에서도 치료 효과가 알려져 있다. 1998년 일본의 가나자와대학병원은 관상동맥 질환을 확진받은 130명의 환자를 6년간 치료한 성과를 미국 심장학회지에 발표했다. 약물치료만 받은 환자의 36퍼센트에서 심혈관 질환이 발생한 반면 약물치료와 혈액정화 치료를 같이 받은 환자에게서는 10퍼센트만 심혈관 질환이 발생했다. 혈액정화 치료를 병행하면 약물치료만 하는 것과 비교해 심혈관 질환의 발생을 70퍼센트 이상 감소시키는 효과가 있었다.

일본의 사이타마대학병원에서는 2005년 세계 심장학회지에 10년간 관상동맥 질환으로 확진받은 18명의 환자를 치료한 성과를 발표했다. 10년의 관찰 기간 동안 관상동맥 질환으로 사망한 환자가 한 명도 없었고, 18명 중 4명은 관상동맥 질환을 완치했다. 따라서 꾸준한 약물치료와 혈액정화 치료를 병행하면 관상동맥 질환을 치료할 수 있다.

2005년 미국의 메이요클리닉, 일리노이대학병원과 독일의 혈액정화연구팀은 망막 질환으로 인한 시력 장애가 있는 환자를 대상으

스웨덴 사람들은 왜 피곤하지 않을까

로 12개월간 혈액정화 치료의 효과를 검증하기 위한 연구를 진행했다. 혈액정화 치료를 한 환자는 약 60퍼센트가 운전면허를 취득할 수 있는 정도로 시력이 회복되었고, 약물치료만 한 환자는 14퍼센트만이 회복되었다. 따라서 혈액정화 치료가 망막 질환의 악화를 방지할 뿐만 아니라 시력을 회복할 수 있는 효과적이고 안전한 치료법이라고 발표했다.

당뇨병 합병증으로 발가락 궤양이 생겨 궤양 부위 절단이 필요한 환자에게 혈액정화 치료를 시행한 결과 궤양을 절단하지 않고도 완치되었다는 보고도 있다. 노인성 망막 질환 때문에 운전면허가 취소될 정도로 시력이 저하된 환자군에 1년간 꾸준히 혈액정화 치료를 시행하자 57퍼센트의 환자가 운전면허를 다시 발급받을 정도로 시력이 회복되었다.

또 노인성 난청이 있는 환자도 1년간 꾸준히 혈액정화 치료를 한 후 난청이 개선되었으며, 가족적인 고지혈증 환자의 경우 콜레스테롤 감소뿐만 아니라 피부에 있던 황반의 크기가 작아지는 효과도 있었다. 만성 C형 간염 환자에서 혈액정화 치료로 C형 간염 바이러스를 제거해, 부작용이 심한 인터페론과 항바이러스 치료 기간을 단축하는 효과가 나타나기도 했다.

이런 다양한 임상 경험을 토대로 혈액정화 치료는 일본에서는 고콜레스테롤혈증, 길리안 바레 증후군, 전격성 간염, 수술 후 간부전증, 내독성 쇼크, 류머티스성 관절염, 다발성 경화증, 중증 근무력증, 전신성 홍반성 루푸스, 동맥경화로 인한 혈관 폐쇄증, 급성 약물 중독증, 궤양성 대장염, 만성 염증성 말초신경염 등에 효과가 있는 치료 방법으로 널리 사용되고 있다. 일본 의료보험에서는 혈액정화 치료비를 보장하고 있다.

✚

줄기세포 치료는
꿈의 치료법일까

최근 줄기세포를 이용한 치료가 난치병을 극복하는 미래지향적인 의학으로 각광을 받고 있다. 줄기세포로 치료받은 척추 마비 환자가 손을 움직였다거나 걷지 못하던 뇌성마비 아이가 걸음마를 시작했다는 연구 결과도 있다. 그러나 우리나라에서는 줄기세포 치료제가 공식 치료제로 허가가 나 있지 않다. 따라서 우리나라 사람들이 일본이나 중국에서 줄기세포 치료를 받기도 하는데, 이는 탈법적인 치료 행위라는 매스컴의 보도도 있었다. 그렇다면 과연 줄기세포는 무엇이고 어떤 장점과 문제점이 있을까?

줄기세포는 백혈구, 적혈구 혹은 간, 심장처럼 확실하게 분화된 세포가 아니라 배아 단계의 예비 세포다. 다시 말해 각 장기에 소량씩 존재하며 장기가 손상을 받으면 필요한 세포로 분화해 치유하는 세포다.

줄기세포는 혈액 안에도 소량 존재하는데, 내 몸의 어딘가가 손상을 입으면 혈액을 타고 이동해 손상된 부위에서 필요한 세포로 분화한다. 장기와 혈액 안에 존재하는 줄기세포의 양은 나이가 들수록 감소한다. 이는 노화현상의 한 가지로 이해할 수 있다.

줄기세포는 태아줄기세포와 성체줄기세포로 구분된다. 태아줄기세포는 난자와 정자가 만나서 수정되면 수정란의 유전자를 조작하는 세포다. 수정란을 사용하므로 윤리적인 문제가 있고, 사용 후 암 발생의 위험이 있다는 주장도 제기돼 우리나라에서는 아직 치료제로는 사용할 수 없다.

성체줄기세포는 출산 후 태반의 혈액인 제대혈에서 분리하거나, 복부에 있는 지방조직 혹은 골수에서 채취한 혈액에서 분리해 사용한다. 제대혈에서 추출한 줄기세포는 타인의 줄기세포를 이용하므로 치료받을 때 환자와 조직형이 맞는 것을 골라서 써야 한다. 반면에 지방이나 골수에서 추출한 줄기세포는 본인의 것을 사용한다. 이때 한 회에 분리하는 세포의 양이 치료 효과를 충분히 얻기에는 부족하기 때문에 세포를 배양해서 사용한다. 세포를 배양하면 1개가 2개로, 2개가 4개로, 4개가 8개로 증식한다. 이렇게 세포가 2배로 증식하는 것을 1개대라고 한다. 7개대 이상 증식하면 세포 고유의 기능이 변한다. 따라서 줄기세포 치료를 받을 때는 세포 배양에 몇 개대를 거쳤는지 반드시 확인할 필요가 있다. 미리 만들어놓은 줄기세포를 냉동시켰다가 필요할 때 해동시켜서 사용할 수도 있지만, 냉동과 해동 과정에서 일정 부분 세포의 기능이 감소하므로 치료제로 사용할 때는 이 점도 고려해야 한다.

줄기세포는 척추손상, 관절 질환, 심근경색증에 대한 치료법으로 척추, 관절, 심장의 관상동맥에 직접 주사해 좋은 치료 효과를 얻고 있다. 치매, 뇌경색 후유증, 당뇨병 합병증, 동맥경화증 등 전신 질환의 경우 정맥주사로 치료한다. 또 나이가 들수록 줄기세포의 수가 감소하는 현상에 근거해 항노화 치료로도 사용된다.

줄기세포 치료에서 가장 중요한 요소는 사용하는 줄기세포의 양과 질이다. 또 어떤 질환에서 어떤 효과를 기대하는지 목표에 맞는 치료 계획을 세우는 것이 무엇보다 중요하다. 주사한 줄기세포가 제대로 정착해 필요한 세포로 분화하기 위해서는 전신 혈액순환, 치료를 요하는 부위의 혈액순환, 호르몬 균형, 영양상태 등 환자 개인의 건강상태도 매우 중요하다.

개인적으로는 항노화 치료에 관심이 많은 의사로서 줄기세포 치료의 효용성을 이론적으로 인정한다. 4년 전 병원을 찾은 사람들 중 중국에서 줄기세포 시술을 하고 온 이들이 있었다. 혈액투석 환자 4명, 투석은 아직 시작하지 않았으나 만성 신부전증 4기인 환자가 1명이었다. 시술 전과 비교해 시술 후 5명의 환자 모두에게서 신장기능이 개선되는 효과는 확인되지 않았다. 만성 신부전증 4기였던 환자는 스스로 생각하기에 건강상태가 좋아졌다고 했지만 객관적으로 확인할 수는 없었다. 그러나 혈액투석을 하고 있던 환자 4명은 모두 혈액투석 중 저혈압 발생 빈도가 줄었다.

또한 줄기세포 시술 전 심장부종으로 연 3회 정도 입원했던 환자가 시술 후 1년 동안 입원하지 않았다. 줄기세포는 신체가 필요로 하는 여러 가지 세포로 분화할 수 있는 세포지만 이미 손상된 신장, 간,

뇌 같은 장기의 재생효과는 기대하기는 어렵다. 이런 장기들은 여러 종류의 세포들이 조화를 이루면서 만들어지는 것이기 때문이다. 그러나 줄기세포를 정맥으로 주사하면 동맥경화증으로 손상된 혈관의 내피세포를 재생시키고 혈액순환 개선을 기대할 수 있다. 혈액순환이 개선되면 손상된 부위에 산소와 영양분의 공급이 많아지고, 따라서 손상된 세포가 재생될 수 있는 가능성이 높아진다.

현재 우리나라 식약청에서 허가받은 줄기세포 치료제로는 심근경색증 치료제, 관절 치료제, 크론병으로 알려진 만성 면역성 대장염 치료제가 있다. 이외에도 수많은 사람이 저마다의 줄기세포 추출법과 배양법을 연구하고 있다. 질병을 치료하는 방법으로 줄기세포 치료가 가야 할 길은 아직 멀지만 그래도 줄기세포를 이용한 치료가 대중화될 것으로 기대해본다.

피로 없이
맑게 살자

"하룻강아지 범 무서운 줄 모른다"는 속담은 딱 맞는 말이었다. 여기저기 잡지에 실었던 글과 블로그에 올렸던 글 200여 편을 믿고 일을 벌였다. 어디가 아프다고 딱 꼬집어 말할 수는 없지만 늘 피로한 사람들에게 자신의 몸을 제대로 알고 건강하게 지낼 수 있는 방법을 알려주겠다는 단순한 생각에서 이 책을 기획했다.

대학병원에서 근무하던 15년간은 신장 질환이나 그 밖의 위중한 질환이 있는 환자들을 만났기 때문에 피로에 대해 따로 생각해본 적이 없었다. 그러나 개인 의원을 시작한 후 만나는 환자들은 비교적 건강상태가 양호했지만 호소하는 증상은 대부분 피로였다. 20대부터 60대 이상 장년층까지 연령대를 불문하고 모두 피로해했다.

피로한 상태를 그대로 방치하면 당장의 삶의 질이 떨어질 뿐만 아니라 앞으로 심각한 질병으로 발전할 가능성이 많다. 이런 '준질병 상태'는 식생활, 일과 개인 생활의 균형, 운동, 스트레스 해소 등 개인의 노력으로 건강을 되찾을 수 있는 시기다. 따라서 아프지도 않지만 그렇다고 건강하지도 않은 사람들이 스스로 피로를 점검하고 해결할 수 있도록 도와주고 싶었다.

20여 년 전 스웨덴에서 유학할 때 만난 사람들은 남녀노소 할 것 없이 건강했다. 일찍 일을 끝내고 운동을 하거나 가족들과 여유롭게 어울리는 시간을 갖고, 또한 나이를 막론하고 강한 체력을 유지하고 있는 것이 인상적이었다. 나이가 지긋해서도 독립적으로 뭐든지 스스로 해결하는 것을 보면 그 독립심이 부럽기도 하고 우리네 정서로는 젊은 사람들이 노인을 도와주지 않는 것이 안쓰럽기도 했다.

스웨덴 사람들의 건강상태는 2012년 세계보건기구 조사 결과에서 확인할 수 있다. 스웨덴의 평균수명은 81.7년으로 우리나라의 평균수명 80.7년보다 1년 길지만, 건강수명은 74년으로 우리나라의 71년보다 3년이나 길었다. 스웨덴의 깨끗한 자연환경, 비교적 경쟁이 심하지 않은 사회 환경, 세계에서 가장 비싼 담뱃값과 술값까지도 모두 스웨덴 사람들의 건강과 관련이 있다는 데 생각이 미쳤다. 내가 직접 경험한 것을 토대로 스웨덴의 사회제도, 식생활, 운동, 교육, 건강보험 등에 대해 기록했다. 정치, 사회, 복지 등에 관해서는 스웨덴 정부의 공식 웹사이트 www.sweden.se의 영문판에서 많은 정보를 얻었다. 나는 스웨덴의 유아교육, 초등학교 교육, 육아제도, 대학원 교육, 그리고 직장제도 등 스웨덴의 복지제도 일부를 직접 경험했다. 한국에서 아이들을 교육시키면서, 그리고 병원을 개업해서 환자로 찾아오는 직장인들을 만나면서 왜 스웨덴의 복지제도를 '요람에서 무덤까지'라고 하는지 깨달았다. 이런 국가의 제도가 개인의 건강과 삶의 질에 큰 영향을 미친다는 점도 알게 되었다.

또한 국민의 자유로운 생각을 존중하는 스웨덴에서 거의 강제라고 할 정도로 흡연과 음주를 규제하고 국민들이 이를 지지한다는 점도 인상적이었다. 이 책에서는 내가 경험한 스웨덴 사람들의 건강 비결을 우리나라의 상황과 비교해서 피로를 해결하는 방법으로 제시하고자 했다. 알면 알수록 스웨덴의 제도와 국민성에 매력을 느꼈고, 너무 미화하지 않았나 하는 걱정도 들지만 모든 내용은 사실에 근거했다는 점을 강조하고 싶다.

이미 써놓았던 글들도 이 책의 취지에 맞게 다시 편집해야 했다. 학술 논문을 쓰거나 2~3쪽짜리 짧은 글을 쓰는 데 익숙했기 때문인지 일반 독자들이 읽기에는 너무 딱딱한 글이었기 때문이다. 가능한 한 쉽게 읽을 수 있도록 다듬고 앞뒤의 글들을 서로 연결시켜 주제에 맞게 배열하는 것도 결코 쉬운 일이 아니었다. 20여 년 전 스웨덴에서 박사 학위 논문을 쓰던 고생스런 시절이 주마등처럼 스쳐갔다. 당시 국제학회지에 발표한 연구 논문들과 개인적으로 연구한 내용을 종합해서 1년 이상 고생하며 박사 학위 논문을 썼기 때문에 과연 이 책을 끝마칠 수 있을까 하는 걱정을 했다. 이제 그런 걱정은 모두 뒤로하고 부족하지만 한 권의 책으로 세상과 만나려 한다.

의사는 기본적인 의학 지식은 학교에서 배우지만, 환자를 치료하

스웨덴 사람들은 왜 피곤하지 않을까

는 진짜 노하우는 모두 환자를 직접 대하는 경험을 토대로 공부하면서 얻게 된다. 나 또한 지난 30년 동안 진료하면서 환자로부터 모든 것을 배운 의사다. 그간의 경험을 나누어서 우리나라 국민 모두가 피로하지 않고 건강하게 장수할 수 있도록 준비한 이 책을 독자에게 바친다. 졸작을 세상에 내놓을 수 있도록 격려해준 가족과 병원 식구들 그리고 깔끔하게 편집해준 한빛라이프 편집팀에게 감사의 뜻을 전한다.

Acta Psychiatria Scandinavica 1990. 81:141~145

Am J Cardiol. 1998. 82:1489~1495

Am J Clin Nutr 1986. 43:16~24, 1999. 70:S491~S499

Am J Epidem 1970. 93:84~92

Am J Kidney Dis. 2012. 60:530~538

Am J Med 2007. 120:517~524

Am J Public Heath 2004. 94:870~875

Am Rheum Dis 2005. 64(Supple):ii30~ii36

And Methods 2012. 4:3625~3630

Angiology 2013. 64:529~534

Ann Intern Med 2013. 158:515~525

Ann Rev Physiol 1978. 40:501~526

Ann Intern Med 1994. 121:953~959

Appl Physiol Nutr Metab 2007. 32:743~752

Arch Biochem Biophysics 2007. 460:213~217

Arch Gen Psychiat 2010. 67:220~229

Arch Intern Med 2000. 16:861~868, 2005. 165:55~61

Arch Ophtalmol 2011. 129:1299~1304

Arla Foods Retrieved 2007. 06. 29.

Arteriosclerosis 1985. 5:613~622,

Arthritis Res & Ther 2006. 8:52

Atherosclerosis 1986. 61:135~140

BJ Dermatol 1997. 137:241~245

BMC Public Health 2007. 7:220

Br Med J 2009. 339:b3154, 339:652~362

Can J Urol 2013. 20:6607~6614

Chrological Medicine 2001. 31:1445~1466

Circulation 1991. 83:1~12, 1997. 96:3243~3247, 2002. 106:2747, 2004. 1009:433~438,
        2004. 109:e332, 2006. 113:657~663, 2006. 114:597~605, 2008. 117:503~511,
        2009. 120:1640~1645

Circulation Res 2010. 107:1167~1169

Climacteric 2007. 10:S19~S24

Clin Geriatr Med 2011. 27:229~239

Clin Infect Dis 2013. 54:340~346

Clinical Diabetes 2003. 21:186~187

Cochrane Database Syst Rev. 2007. Jul. 18

Curr Infect Dis Rep 2013. 15:124~129

Diabet Med 1995. 12:102~108

Diabetes Metab Syndr 2010. 4:5~9

Diabetes care 2004. 27:338~546

Diabetologia 2007. 50:1795~1807, 2008. 51:641~647

Drugs 2002. 62:2433~2466

Endocr J 2013. 60:113~144

Eur Heart J 2005. 7Suppl:D3~D5, 2009. 30:1720~1727

Exp Gerontol 2001. 36:957~968

Expert Opin Investig Drugs 2007. 16:291~302

Explore(NY) 2013. 9:244~248

Free Radic Biol Med 2010. 49:1603~1616

Heart Advis 2011. 14:1~11

Hepatol Res 2006. 36:167~175

Hormone(Athens) 2006. 5:251~258

Innov Clin Neurosci 2011. 8:40~43

Int Heart J. 2005. 46:833~843

Int J Artif Org 2004. 27:806~809

Intern J Clin Parctice 2006. 60:984~992

J Am Coll Cardiol 2001. 37:163~168

J Cardiovasc Dis Res 2010. 1:213~214

J Clin Apheresis 2005. 1:1~10

J Clin Invest 1987. 80:1050~1055

J Endocrinol Invest 2003. 26:861~872

J Fla Med Assoc 1993. 80:409~411

J Geriatric Cardiol 2001. 8:35~43

J Gerontol A Biol Sci Med 2001. 56(suppl2):23~35, 2002. 57:M76~M99

J Infect Chemother 2013. 19:112~117

J Natl Med Assoc 1990. 82:173~177

J Nutr 2006. 136:2519~2524

J Person Social Psychol 2009. 97:977~991

J Physiother 2011. 57:255

J Sch Health 2011. 81:733~740

J Sex Med 2009. 6:2820~2825, 2010. 7:2805~2016

J Toxicol Environ Health A. 2011. 74:380~391

J Uin Endocrinol Metab 2011. 96:3250~3256

J Urol 2001. 166:624~632

JACC 1999. 33:1578~1683

JAMA 1999. 28:537~544, 2002. 284:2677~2683, 2009. 302:1651~1657, 2013. 149:1173~1179, 2013. Mar 27;309(12):1241~1250

Japanese J Apheresis 1997. 16:523~533

Korean J Urol 2013. 54:619~623

Lancet Infect Dis 2004. 4:26~33

Med Sci Sports Exerc 2013. 45:1469~1477

Metabolism 2000. 49:1239~1242

N Engl J Med 1989. 321:1797~1803, 1999. 340:1773~1780

Natural News 2013. 11. 5.

Nature 2006. 443:787~795

Nephrol. Dial. Transplant. 2001. 16:2135~2137

Neuron 2001. Jun; 30:665~676

Nutrients 2013. 16:5097~5113

Nutri Res 2013. 33:597~607

Pediatr Nephrol 2007. 22:1315~1320

Physiol Rev 1998. 78:384~427

PloS One 2013. 8:e60119

Scand J Public Health 2008. 36:2 169~176

Sexology Springer-Verlag 1988.

The Cell: A Molecular approach. 2ndEd.

The Journal Urol 1999. 161:5~11

Ther Apher Dial 2003. 7:444~455, 2005. 9:473~481

Toxicol Pathol 2013. 41:560~614

김치 위대한 유산, 한홍의, 2010, 한울

농촌진흥청 국립농업과학원 농식품종합정보시스템

한국식품과학회지, 2012. 10:540~544

www.sweden.se

www.skolmatensvanner.se